ETKİLİ İLTİHAP ÖNLEYİCİ TARİFLER

SAĞLIĞINIZI ARTIRACAK BİRÇOK TARİF

MARİYAH DOHERTY

İçindekiler

Somon Porsiyonlu Avokado Pesto Zoodles: 4 17
İçindekiler: 17
Talimatlar: 17
Zerdeçallı Baharatlı Tatlı Patates, Elma ve Tavuklu Soğan 19
İçindekiler: 19
Kurutulmuş Otlu Somon Biftek Porsiyon: 4 21
İçindekiler: 21
Talimatlar: 21
Tofu ve İtalyan Baharatlı Yaz Sebzeleri Porsiyon: 4 23
İçindekiler: 23
Talimatlar: 23
Çilekli Keçi Peynirli Salata Malzemeler: 25
Talimatlar: 25
Zerdeçallı Karnabahar ve Morina Güveç Porsiyon: 4 27
İçindekiler: 27
Talimatlar: 28
Cevizli Kuşkonmaz Lokum Porsiyon: 4 29
İçindekiler: 29
Talimatlar: 29
Alfredo Kabak Makarna Malzemeler: 30
Talimatlar: 30
Quinoa Hindi Tavuk Malzemeler: 32
Talimatlar: 33
Sarımsaklı ve Kabaklı Erişte Porsiyonu: 4 35

İçindekiler: 35
Talimatlar: 36
Kırmızı Fasulye ve Biberli Buğulanmış Alabalık Salsa Porsiyon: 1 37
İçindekiler: 37
Talimatlar: 38
Tatlı Patates ve Hindi Çorbası Porsiyonu: 4 39
İçindekiler: 39
Talimatlar: 40
Miso Izgara Somon Porsiyon: 2 41
İçindekiler: 41
Talimatlar: 41
Basitçe Sotelenmiş Flaky Fileto Porsiyon: 6 43
İçindekiler: 43
Talimatlar: 43
Domuz Karnitas Porsiyon: 10 44
İçindekiler: 44
Talimatlar: 45
Sebzeli Beyaz Balık Çorbası 46
Porsiyon: 6 - 8 46
İçindekiler: 46
Talimatlar: 46
Limonlu Midye Porsiyon: 4 48
İçindekiler: 48
Talimatlar: 48
Kireç ve Biberli Somon Porsiyonu: 2 49
İçindekiler: 49
Talimatlar: 49

Peynirli Ton Balıklı Makarna Porsiyon: 3-4 50
İçindekiler: 50
Talimatlar: 50
Hindistan Cevizi Kabuklu Balık Şeritleri Porsiyon: 4 52
İçindekiler: 52
Talimatlar: 53
Meksika Balık Porsiyonu: 2 54
İçindekiler: 54
Talimatlar: 54
Salatalıklı Alabalıklı Salsa Porsiyon: 4 56
İçindekiler: 56
Karidesli Limonlu Zoodle: 4 58
İçindekiler: 58
Talimatlar: 58
Çıtır Karides Porsiyonu: 4 60
İçindekiler: 60
Talimatlar: 60
Izgara Levrek Porsiyon: 2 61
İçindekiler: 61
Talimatlar: 61
Somonlu Kek Porsiyonu: 4 62
İçindekiler: 62
Talimatlar: 62
Baharatlı Morina Porsiyonu: 4 63
İçindekiler: 63
Talimatlar: 63
Füme Alabalık Sürme Porsiyon: 2 64

İçindekiler: 64
Talimatlar: 64
Ton Balığı ve Arpacık Porsiyon: 4 66
İçindekiler: 66
Talimatlar: 66
Limon Biber Karides Porsiyon: 2 67
İçindekiler: 67
Talimatlar: 67
Sıcak Ton Balığı Biftek Porsiyon: 6 68
İçindekiler: 68
Talimatlar: 68
Cajun Somon Porsiyonu: 2 70
İçindekiler: 70
Talimatlar: 70
Sebzeli Quinoa Somon Kasesi 71
Porsiyon: 4 71
İçindekiler: 71
Ufalanmış Balık Porsiyonu: 4 73
İçindekiler: 73
Talimatlar: 73
Basit Somon Köftesi Porsiyonu: 4 74
İçindekiler: 74
Talimatlar: 75
Patlamış Mısır Karides Porsiyonu: 4 76
İçindekiler: 76
Talimatlar: 77
Baharatlı Fırında Balık Porsiyonu: 5 78

İçindekiler: 78
Talimatlar: 78
Paprika Ton Balığı Porsiyon: 4 79
İçindekiler: 79
Talimatlar: 79
Balık Köftesi Porsiyon: 2 80
İçindekiler: 80
Talimatlar: 80
Ballı Kızarmış Deniz Tarak Porsiyon: 4 81
İçindekiler: 81
Talimatlar: 81
Shiitake Mantarlı Morina Fileto Porsiyon: 4 83
İçindekiler: 83
Talimatlar: 83
Izgara Levrek Porsiyon: 2 85
İçindekiler: 85
Talimatlar: 85
Fırında Domates Hake Porsiyon: 4-5 86
İçindekiler: 86
Talimatlar: 86
Pancarlı Kızarmış Mezgit Porsiyon: 4 88
İçindekiler: 88
İçten Ton Balığı Eritme Porsiyon: 4 90
İçindekiler: 90
Talimatlar: 90
Kaffir Limonlu Limonlu Somon Porsiyon: 8 92
İçindekiler: 92

Talimatlar: 92
Hardal Soslu İhale Somon Porsiyon: 2 94
İçindekiler: 94
Talimatlar: 94
Yengeç Salatası Porsiyonu: 4 96
İçindekiler: 96
Talimatlar: 96
Miso Soslu Fırında Somon Porsiyon: 4 97
İçindekiler: 97
Talimatlar: 97
Ballı Bitki Kaplı Pişmiş Morina Porsiyonu: 2 99
İçindekiler: 99
Talimatlar: 99
Parmesan Morina Karışımı Porsiyon: 4 101
İçindekiler: 101
Talimatlar: 101
Çıtır Sarımsaklı Karides Porsiyonu: 4 102
İçindekiler: 102
Talimatlar: 102
Kremalı Levrek Karışımı Porsiyon: 4 103
İçindekiler: 103
Talimatlar: 103
Salatalık Ahi Poke Porsiyon: 4 104
İçindekiler: 104
Nane Morina Karışımı Porsiyon: 4 106
İçindekiler: 106
Talimatlar: 106

Limonlu ve Kremalı Tilapia Porsiyon: 4 108
İçindekiler: 108
Talimatlar: 108
Balık Taco Porsiyonu: 4 110
İçindekiler: 110
Talimatlar: 111
Zencefilli Levrek Karışımı Porsiyon: 4 112
İçindekiler: 112
Talimatlar: 112
Hindistan Cevizi Karides Porsiyonu: 4 113
İçindekiler: 113
Küçük Hindistan Cevizi Domuz Eti Porsiyon: 4 115
İçindekiler: 115
Talimatlar: 115
Limon Tereyağı Karidesli Pirinç Porsiyonu: 3 117
İçindekiler: 117
Talimatlar: 117
Kabak ve Mısır Porsiyonlu Karidesli Kireç Fırında: 4 119
İçindekiler: 119
Talimatlar: 120
Karnabahar Çorbası Porsiyon: 10 121
İçindekiler: 121
Talimatlar: 121
Tatlı Patates Siyah Fasulyeli Burger Porsiyon: 6 123
İçindekiler: 123
Talimatlar: 124
Hindistan Cevizi Mantar Çorbası Porsiyon: 3 126

İçindekiler: 126
Talimatlar: 126
Kış Tarzı Meyve Salatası Porsiyonu: 6 128
İçindekiler: 128
Talimatlar: 128
Havuçlu Ballı Kavrulmuş Tavuk Budu Porsiyon: 4 130
İçindekiler: 130
Talimatlar: 130
Hindi Acılı Porsiyon: 8 132
İçindekiler: 132
Talimatlar: 133
Baharatlı Mercimek Çorbası Porsiyon: 5 134
İçindekiler: 134
Talimatlar: 134
Sarımsaklı Tavuk Ve Sebze Porsiyonu: 4 136
İçindekiler: 136
Talimatlar: 136
Füme Somon Salatası Porsiyon: 4 138
İçindekiler: 138
Talimatlar: 139
Fasulyeli Shawarma Salata Porsiyonu: 2 140
İçindekiler: 140
Talimatlar: 141
Ananaslı Kızarmış Pirinç Porsiyonu: 4 141
İçindekiler: 142
Talimatlar: 143
Mercimek Çorbası Porsiyon: 2 144

İçindekiler: 144
Talimatlar: 145
Lezzetli Ton Balıklı Salata Porsiyonu: 2 146
İçindekiler: 146
Talimatlar: 146
Yumurtalı Aioli Porsiyon: 12 148
İçindekiler: 148
Talimatlar: 148
Otlu Mantar Soslu Spagetti Makarna Malzemeler: 149
Talimatlar: 150
Kahverengi Pirinç ve Yeşil Soğanlı Shitake Miso Çorbası 152
İçindekiler: 152
Sarımsaklı Maydanoz Soslu Mangalda Okyanus Alabalığı 154
İçindekiler: 154
Talimatlar: 154
Körili Karnabahar ve Nohut Sarması Malzemeler: 156
Talimatlar: 157
Karabuğday Erişte Çorbası Porsiyon: 4 159
İçindekiler: 159
Talimatlar: 160
Kolay Somon Salatası Porsiyonu: 1 161
İçindekiler: 161
Talimatlar: 161
Sebze Çorbası Porsiyonu: 4 162
İçindekiler: 162
Talimatlar: 163
Limonlu Sarımsaklı Karides Porsiyon: 4 164

İçindekiler: 164
Talimatlar: 164
Blt Spring Rolls Malzemeler: 165
Mavi Peynirli Brisket Porsiyon: 6 166
İçindekiler: 166
Talimatlar: 166
Miso Soslu Soğuk Soba Malzemeler: 168
Talimatlar: 169
Fırında Buffalo Karnabahar Parçaları Porsiyon: 2 170
İçindekiler: 170
Talimatlar: 170
Fesleğenli Domatesli Sarımsaklı Tavuk Fırında Porsiyon: 4 172
İçindekiler: 172
Talimatlar: 173
Kremalı Zerdeçallı Karnabahar Çorbası Porsiyon: 4 174
İçindekiler: 174
Talimatlar: 175
Mantar, Lahana ve Tatlı Patates Esmer Pirinç 176
İçindekiler: 176
Pekan Biberiye Tepesi ile Fırında Tilapia Tarifi 178
İçindekiler: 178
Siyah Fasulyeli Tortilla Sarma Porsiyon: 2 180
İçindekiler: 180
Talimatlar: 180
Kışlık Yeşil Sebzeli Beyaz Fasulyeli Tavuk 181
İçindekiler: 181
Talimatlar: 182

Otlu Fırında Somon Porsiyonu: 2 183
İçindekiler: 183
Talimatlar: 183
Yunan Yoğurtlu Tavuk Salatası 185
İçindekiler: 185
Talimatlar: 185
Dövülmüş Nohut Salatası 186
İçindekiler: 186
Talimatlar: 187
Valencia Salata Porsiyonu: 10 188
İçindekiler: 188
Talimatlar: 189
"Yeşillerinizi Yiyin" Çorba Porsiyonu: 4 190
İçindekiler: 190
Talimatlar: 191
Miso Somonu ve Yeşil Fasulye Porsiyon: 4 192
İçindekiler: 192
Talimatlar: 192
Pırasa, Tavuk ve Ispanak Çorbası Porsiyon: 4 193
İçindekiler: 193
Talimatlar: 193
Dark Choco Bombs Porsiyon: 24 195
İçindekiler: 195
Talimatlar: 195
İtalyan Biber Dolması Porsiyon: 6 196
İçindekiler: 196
Talimatlar: 197

Marulla Sarılmış Alabalık Füme Porsiyon: 4 198
İçindekiler: 198
Talimatlar: 199
Acılı Yumurta Salatası Malzemeler: 200
Talimatlar: 200
Yeşil Fasulyeli Susam-tamari Fırında Tavuk 202
İçindekiler: 202
Talimatlar: 202
Zencefilli Tavuk Güveç Porsiyon: 6 204
İçindekiler: 204
Talimatlar: 205
Kremalı Garbano Salatası Malzemeler: 206
Talimatlar: 207
Zencefilli Kireç Fıstık Soslu Havuç Erişte 209
İçindekiler: 209
Talimatlar: 210
Tatlı Patates Ve Beyaz Fasulye ile Kavrulmuş Sebze 211
İçindekiler: 211
Talimatlar: 212
Kale Salata Porsiyonu: 1 213
İçindekiler: 213
Talimatlar: 213
Hindistan Cevizi ve Fındık Soğutulmuş Bardak Porsiyon: 1 215
İçindekiler: 215
Talimatlar: 215
Serin Garbanzo ve Ispanak Fasulye Porsiyon: 4 216
İçindekiler: 216

Talimatlar: 216

Hindistan Cevizi Soslu Taro Yaprakları Porsiyon: 5 217

İçindekiler: 217

Talimatlar: 217

Kavrulmuş Tofu ve Yeşiller Porsiyon: 4 219

İçindekiler: 219

Talimatlar: 219

Somon Porsiyonlu Avokado Pesto Zoodles: 4

Pişirme Süresi: 25 Dakika

İçindekiler:

1 yemek kaşığı pesto

1 limon

2 dondurulmuş/taze somon bifteği

1 büyük kabak, spiralize

1 yemek kaşığı kara biber

1 avokado

1/4 su bardağı parmesan, rendelenmiş

İtalyan baharatı

Talimatlar:

1. Fırını 375 F'ye ısıtın. Somonu İtalyan baharatı, tuz ve karabiberle baharatlayın ve 20 dakika pişirin.

2. Bir yemek kaşığı biber, limon suyu ve bir yemek kaşığı pesto ile birlikte kaseye avokado ekleyin. Avokadoları ezin ve bir kenarda bekletin.

3. Servis tabağına kabak erіştelerini, ardından avokado karışımını ve somonu ekleyin.

4. Peynir serpin. Gerekirse daha fazla pesto ekleyin. Zevk almak!

<u>Beslenme Bilgisi:</u>128 kalori 9.9 gr yağ 9 gr toplam karbonhidrat 4 gr protein

Zerdeçallı Baharatlı Tatlı Patates, Elma ve Tavuklu Soğan

Porsiyon: 4

Pişirme Süresi: 45 Dakika

İçindekiler:

2 yemek kaşığı tuzsuz tereyağı, oda sıcaklığında 2 orta boy tatlı patates

1 büyük Granny Smith elma

1 orta boy soğan, ince dilimlenmiş

4 kemikli, derisi alınmış tavuk göğsü

1 çay kaşığı tuz

1 çay kaşığı zerdeçal

1 çay kaşığı kuru adaçayı

¼ çay kaşığı taze çekilmiş karabiber

1 su bardağı elma şarabı, beyaz şarap veya tavuk suyuTalimatlar:

1. Fırını önceden 400°F'ye ısıtın. Fırın tepsisini tereyağı ile yağlayın.

2. Fırın tepsisine tatlı patatesleri, elmayı ve soğanı tek sıra halinde yerleştirin.

3. Tavuğu derili tarafı üste gelecek şekilde koyun ve tuz, zerdeçal, adaçayı ve karabiberle tatlandırın. Elma şarabını ekleyin.

4. 35 ila 40 dakika içinde kızartın. Çıkarın, 5 dakika dinlendirin ve servis yapın.

Beslenme Bilgisi:Kalori 386 Toplam Yağ: 12g Toplam Karbonhidrat: 26g Şeker: 10g Lif: 4g Protein: 44g Sodyum: 932mg

Kurutulmuş Otlu Somon Biftek Porsiyon: 4

Pişirme Süresi: 5 Dakika

İçindekiler:

1 lb somon bifteği, durulanmış 1/8 çay kaşığı kırmızı biber 1 çay kaşığı pul biber

½ çay kaşığı kimyon

2 diş sarımsak, kıyılmış

1 yemek kaşığı zeytinyağı

¾ çay kaşığı tuz

1 tatlı kaşığı taze çekilmiş karabiber

Talimatlar:

1. Fırını önceden 350 derece F'ye ısıtın.

2. Bir kapta acı biber, pul biber, kimyon, tuz ve karabiberi karıştırın. Kenara koyun.

3. Somon bifteğinin üzerine zeytinyağı gezdirin. Her iki taraftan da ovun. Sarımsak ve hazırlanan baharat karışımını ovalayın. 10 dakika oturalım.

4. Tatların birbirine karışmasını sağladıktan sonra fırına dayanıklı bir tava hazırlayın.

Zeytinyağını ısıtın. Bir kez sıcak, somonu her iki tarafta 4 dakika pişirin.

5. Tavayı fırının içine aktarın. 10 dakika pişirin. Sert.

Beslenme Bilgisi:Kalori 210 Karbonhidrat: 0g Yağ: 14g Protein: 19g

Tofu ve İtalyan Baharatlı Yaz Sebzeleri

Porsiyon: 4

Pişirme Süresi: 20 Dakika

İçindekiler:

¼ inçlik dilimler halinde kesilmiş 2 büyük kabak

¼ inç kalınlığında dilimler halinde kesilmiş 2 büyük yaz kabağı 1 kiloluk sert tofu, 1 inçlik zarlar halinde kesilmiş

1 su bardağı sebze suyu veya su

3 yemek kaşığı sızma zeytinyağı

2 diş sarımsak, dilimlenmiş

1 çay kaşığı tuz

1 çay kaşığı İtalyan otu baharat karışımı

¼ çay kaşığı taze çekilmiş karabiber

1 yemek kaşığı ince dilimlenmiş taze fesleğen

Talimatlar:

1. Fırını önceden 400°F'ye ısıtın.

2. Kabak, kabak, soya peyniri, et suyu, yağ, sarımsak, tuz, İtalyan baharat karışımı ve biberi geniş kenarlı bir fırın tepsisinde birleştirin ve iyice karıştırın.

3. 20 dakika içinde kızartın.

4. Fesleğen serpin ve servis yapın.

Beslenme Bilgisi:Kalori 213 Toplam Yağ: 16g Toplam Karbonhidrat: 9g Şeker: 4g Lif: 3g Protein: 13g Sodyum: 806mg

Çilekli Keçi Peynirli Salata Malzemeler:

1 pound kıtır çilek, doğranmış

İsteğe bağlı: 1 ila 2 çay kaşığı nektar veya akçaağaç şurubu, tadı 2 ons parçalanmış keçi çedarı (yaklaşık ½ fincan) ¼ fincan bölünmüş gevrek fesleğen, ayrıca süslemek için birkaç küçük fesleğen yaprağı

1 yemek kaşığı sızma zeytinyağı

1 yemek kaşığı kalın balzamik sirke*

½ çay kaşığı Maldon lapa lapa okyanus tuzu veya yetersiz ¼

çay kaşığı ince okyanus tuzu

Közlenmiş kara biber

Talimatlar:

1. Doğranmış çilekleri orta boy bir servis tabağına veya sığ bir servis kasesine yayın. Çileklerin tam istediğiniz gibi yeterince tatlı olmaması durumunda, onları biraz nektar veya akçaağaç şurubu ile fırlatın.

2. Parçalanmış keçi çedarını çileklerin üzerine serpin, ardından doğranmış fesleğen. Üzerine zeytinyağı ve balzamik sirkeyi gezdirin.

3. Karışık yeşilliklerden oluşan tabağı tuz, birkaç parça taze çekilmiş karabiber ve saklanmış fesleğen yapraklarıyla parlatın. En mükemmel giriş için, karışık yeşilliklerden oluşan tabağı hızlı bir şekilde servis edin.

Bununla birlikte, artıklar buzdolabında yaklaşık 3 gün boyunca iyi kalacaktır.

Zerdeçallı Karnabahar ve Morina Güveç

Porsiyon: 4

Pişirme Süresi: 30 Dakika

İçindekiler:

½ kilo karnabahar çiçeği

1 kiloluk morina filetosu, kemiksiz, derisiz ve küp küp doğranmış 1 yemek kaşığı zeytinyağı

1 sarı soğan, doğranmış

½ çay kaşığı kimyon tohumu

1 yeşil biber, doğranmış

¼ çay kaşığı zerdeçal tozu

2 domates doğranmış

Bir tutam tuz ve karabiber

½ su bardağı tavuk suyu

1 yemek kaşığı kişniş, doğranmış

Talimatlar:

1. Bir tencereyi orta ateşte yağ ile ısıtın, soğan, biber, kimyon ve zerdeçal ekleyin, karıştırın ve 5 dakika pişirin.

2. Karnabaharı, balığı ve diğer malzemeleri ekleyin, karıştırın, kaynatın ve orta ateşte 25 dakika daha pişirin.

3. Yahni kaselere paylaştırıp servis yapın.

<u>Beslenme Bilgisi:</u>kalori 281, yağ 6, lif 4, karbonhidrat 8, protein 12

Cevizli Kuşkonmaz Lokum Porsiyon: 4

Pişirme Süresi: 5 Dakika

İçindekiler:

1 ve ½ yemek kaşığı zeytinyağı

¾ pound kuşkonmaz, kesilmiş

¼ su bardağı ceviz, kıyılmış

Ayçiçeği tohumları ve tatmak için biber

Talimatlar:

1. Bir tavayı orta ateşe koyun, zeytinyağını ekleyin ve ısınmaya bırakın.

2. Kuşkonmaz ekleyin, kızarana kadar 5 dakika soteleyin.

3. Ayçiçeği tohumu ve biberle tatlandırın.

4. Isıyı çıkarın.

5. Cevizleri ekleyin ve fırlatın.

Beslenme Bilgisi:Kaloriler: 124Yağ: 12gKarbonhidratlar: 2gProtein:3g

Alfredo Kabak Makarna Malzemeler:

2 orta boy kabak spiral şeklinde

1-2 TB Vegan Parmesan (isteğe bağlı)

Hızlı Alfredo Sos

1/2 su bardağı ham kaju birkaç saat veya köpüren suda 10 dakika ıslatılmış

2 TB limon suyu

3 TB besleyici maya

2 çay kaşığı beyaz miso (tamari, soya sosu veya hindistancevizi aminolarını alt edebilir)

1 tatlı kaşığı soğan tozu

1/2 çay kaşığı sarımsak tozu

1/4-1 / 2 su bardağı su

Talimatlar:

1. Kabak eriştelerini spiralleyin.

2. Tüm alfredo malzemelerini hızlı bir karıştırıcıya (1/4 su bardağı su ile başlayarak) ekleyin ve pürüzsüz olana kadar karıştırın. Sosunuz çok kalınsa, aradığınız kıvamı elde edene kadar bir çorba kaşığı daha fazla su ekleyin.

3. Alfredo soslu en iyi kabak eriştesi ve isterseniz vejetaryen bebek arabası.

Quinoa Hindi Tavuk Malzemeler:

1 su bardağı kinoa, kızarmış

3-1 / 2 su bardağı su, izole

1/2 kiloluk yağsız zemin hindi

1 büyük tatlı soğan, doğranmış

1 orta boy tatlı kırmızı biber, dilimlenmiş

4 diş sarımsak, kıyılmış

1 yemek kaşığı fasulye güveç tozu

1 yemek kaşığı öğütülmüş kimyon

1/2 çay kaşığı öğütülmüş tarçın

2 kavanoz (her biri 15 ons) koyu fasulye, yıkanmış ve tükenmiş 1 kutu (28 ons) ezilmiş domates

1 orta boy kabak, dilimlenmiş

adobo soslu 1 chipotle biber, dilimlenmiş

1 yemek kaşığı adobo sosu

1 daraltır yaprak

1 çay kaşığı kuru kekik

1/2 çay kaşığı tuz

1/4 çay kaşığı biber

1 su bardağı katılaşmış mısır, çözülmüş

1/4 su bardağı kıyılmış gevrek kişniş

İsteğe bağlı garnitürler: Küplenmiş avokado, Monterey Jack kaşarını yok etti

Talimatlar:

1. Muazzam bir tavada kinoayı ve 2 su bardağı suyu kaynama noktasına kadar ısıtın. Isıyı azaltın; yayın ve 12-15 dakika veya su kalana kadar güveç yapın. Sıcaklıktan çıkarın; bir çatalla hafifletin ve güvenli bir yere koyun.

2. Ardından, pişirme duşu ile kaplı devasa bir tavada hindiyi, soğanı, kırmızı biberi ve sarımsağı orta ateşte etler bir daha pembeleşip sebzeler yumuşayana kadar pişirin; kanal. Fasulye güveci tozu, kimyon ve tarçınla karıştırın; 2 dakika daha pişirin.

Ne zaman istenirse, isteğe bağlı garnitürlerle sunun.

3. Siyah fasulye, domates, kabak, chipotle biber, adobo sosu, salam yaprağı, kekik, tuz, karabiber ve kalan suyu ekleyin.

Kaynama noktasına kadar ısıtın. ısıyı azaltın; yayıldı ve 30 için güveç

dakika. Mısır ve kinoayı karıştırın; ısıtarak. Daralan yaprağı atın; kişnişle karıştırın. İsteğe bağlı olarak isteğe bağlı sabitlemelerle sunulur.

4. Dondurma alternatifi: Soğutucu bölmelerde dondurarak soğutulmuş yahni.

Kullanmak için, buzdolabında orta vadede eksik çözdürün. Arada bir karıştırarak tencerede ısıtarak; hayati ise meyve suları veya su ekleyin.

Sarımsaklı ve Kabaklı Erişte Porsiyonu: 4

Pişirme Süresi: 15 Dakika

İçindekiler:

Sos Hazırlamak İçin

¼ fincan hindistan cevizi sütü

6 Büyük tarihler

2/3g öğütülmüş hindistan cevizi

6 diş sarımsak

2 yemek kaşığı zencefil ezmesi

2 yemek kaşığı kırmızı köri ezmesi

Erişte Hazırlamak İçin

1 adet büyük boy haşlanmış kabak

½ Julienne kesilmiş havuç

½ Julienne kesilmiş kabak

1 küçük kırmızı dolmalık biber

¼ su bardağı kaju fıstığı

Talimatlar:

1. Sos yapmak için tüm malzemeleri karıştırıp koyu kıvamlı bir püre haline getirin.

2. Spagetti kabağını uzunlamasına kesin ve erişte yapın.

3. Fırın tepsisine hafifçe zeytinyağı sürün ve kabak eriştelerini 40C'de 5-6 dakika pişirin.

4. Servis için erişte ve püreyi bir kaseye alın. Veya eriştelerin yanında püre olarak servis yapın.

Beslenme Bilgisi:Kalori 405 Karbonhidrat: 107g Yağ: 28g Protein: 7g

Kırmızı Fasulye ve Biberli Buğulanmış Alabalık Salsa Porsiyon: 1

Pişirme Süresi: 16 Dakika

İçindekiler:

4 ½ oz kiraz domates, yarıya

1/4 avokado, soyulmamış

6 oz derisiz okyanus alabalığı filetosu

Servis için kişniş yaprakları

2 çay kaşığı zeytinyağı

Kireç dilimleri, servis yapmak için

4 ½ ons konserve barbunya, durulanmış ve süzülmüş 1/2 kırmızı soğan, ince dilimlenmiş

1 yemek kaşığı jalapeno turşusu, süzülmüş

1/2 çay kaşığı öğütülmüş kimyon

4 Sicilya zeytini/yeşil zeytin

Talimatlar:

1. Kaynayan su dolu bir tencerenin üzerine bir buharlı sepet koyun. Balıkları sepete ekleyip kapağını kapatın, 10-12 dakika pişirin.

2. Balığı çıkarın ve birkaç dakika dinlendirin. Bu arada bir tavada biraz yağ ısıtın.

3. Jalapeno turşusu, barbunya fasulyesi, zeytin, 1/2 çay kaşığı kimyon ve kiraz domatesleri ekleyin. Sürekli karıştırarak yaklaşık 4-5 dakika pişirin.

4. Fasulye hamurunu servis tabağına alın, ardından alabalık koyun.

Üzerine maydanoz ve soğanı ekleyin.

5. Misket limonu dilimleri ve avokado ile birlikte servis yapın. Kırmızı fasulye ve biber salsa ile buğulanmış okyanus alabalığının tadını çıkarın!

Beslenme Bilgisi:243 kalori 33.2 gr yağ 18.8 gr toplam karbonhidrat 44 gr protein

Tatlı Patates ve Hindi Çorbası Porsiyonu: 4

Pişirme Süresi: 45 Dakika

İçindekiler:

2 yemek kaşığı zeytinyağı

1 sarı soğan, doğranmış

1 yeşil dolmalık biber, doğranmış

2 tatlı patates, soyulmuş ve küp doğranmış

1 pound hindi göğsü, derisiz, kemiksiz ve küp küp doğranmış 1 çay kaşığı kişniş, öğütülmüş

Bir tutam tuz ve karabiber

1 çay kaşığı tatlı kırmızı biber

6 su bardağı tavuk suyu

1 misket limonunun suyu

Bir avuç maydanoz, doğranmış

Talimatlar:

1. Bir tencereyi orta ateşte yağ ile ısıtın, soğan, dolmalık biber ve tatlı patatesleri ekleyin, karıştırın ve 5 dakika pişirin.

2. Eti ekleyin ve 5 dakika daha kızartın.

3. Kalan malzemeleri ekleyin, karıştırın, kaynatın ve orta ateşte 35 dakika daha pişirin.

4. Çorbayı kaselere alıp servis yapın.

Beslenme Bilgisi:kalori 203, yağ 5, lif 4, karbonhidrat 7, protein 8

Miso Izgara Somon Porsiyon: 2

Pişirme Süresi: 20 Dakika

İçindekiler:

2 yemek kaşığı. Akçaağaç şurubu

2 Limon

¼ fincan Miso

¼ çay kaşığı. Biber, öğütülmüş

2 limon

2 ½ lb. Somon, derisi yüzülmüş

Acı Biber Çizgisi

2 yemek kaşığı. Sızma zeytinyağı

¼ fincan Miso

Talimatlar:

1. Önce limon suyu ve limon suyunu küçük bir kapta iyice birleşene kadar karıştırın.

2. Ardından miso, kırmızı biber, akçaağaç şurubu, zeytinyağı ve karabiberi ekleyin. İyi birleştirin.

3. Ardından, somonu yağlı kağıt serili fırın tepsisine derisi alta gelecek şekilde yerleştirin.

4. Somonu miso limon karışımıyla cömertçe fırçalayın.

5. Şimdi, ikiye bölünmüş limon ve misket limonu parçalarını kesik tarafları yukarı gelecek şekilde yanlara yerleştirin.

6. Son olarak, onları 8 ila 12 dakika veya balık pul pul olana kadar pişirin.

Beslenme Bilgisi:Kaloriler: 230KcalProteinler: 28,3gKarbonhidratlar: 6,7gYağ: 8,7g

Basitçe Sotelenmiş Flaky Fileto Porsiyon: 6

Pişirme Süresi: 8 Dakika

İçindekiler:

6-fileto tilapia

2 yemek kaşığı zeytinyağı

1 adet limon, suyu

Tatmak için biber ve tuz

¼ fincan maydanoz veya kişniş, doğranmış

Talimatlar:

1. Tilapia filetolarını orta ateşte yerleştirilmiş orta boy bir tavada zeytinyağı ile soteleyin. Balıklar çatalla kolayca pul pul dökülene kadar her iki yüzünü 4 dakika pişirin.

2. Tat vermek için tuz ve karabiber ekleyin. Limon suyunu her filetoya dökün.

3. Servis yapmak için pişmiş filetoları kıyılmış maydanoz veya kişniş ile serpin.

Beslenme Bilgisi:Kalori: 249 CalFat: 8,3 g Protein: 18,6 g Karbonhidrat: 25,9 lif: 1 gr

Domuz Karnitas Porsiyon: 10

Pişirme Süresi: 8 Saat 10 dakika

İçindekiler:

5 kilo domuz omzu

2 diş sarımsak, kıyılmış

1 tatlı kaşığı karabiber

1/4 çay kaşığı tarçın

1 tatlı kaşığı kuru kekik

1 tatlı kaşığı kimyon

1 defne yaprağı

2 oz tavuk suyu

1 çay kaşığı limon suyu

1 yemek kaşığı pul biber

1 yemek kaşığı tuz

Talimatlar:

1. Yavaş Tencerede diğer malzemelerle birlikte domuz eti ekleyin.

2. Kapağını kapatıp 8 saat pişirin. düşük ısıda.

3. Pişmiş domuz eti bir çatal kullanarak parçalayın.

4. Bu rendelenmiş domuz etini bir fırın tepsisine yayın.

5. 10 dakika kaynattıktan sonra servis yapın.

Beslenme Bilgisi:Kalori 547 Yağ 39 gr, Karbonhidrat 2.6 gr, Lif 0 gr, Protein 43 gr

Sebzeli Beyaz Balık Çorbası

Porsiyon: 6 - 8

Pişirme Süresi: 32 - 35 Dakika

İçindekiler:

3 tatlı patates, soyulmuş ve ½-inç parçalar halinde kesilmiş 4 havuç, soyulmuş ve ½-inç parçalar halinde kesilmiş 3 su bardağı tam yağlı hindistan cevizi sütü

2 su bardağı su

1 çay kaşığı kuru kekik

½ çay kaşığı deniz tuzu

10½ ons (298 g) beyaz balık, derisiz ve morina veya halibut gibi sert, parçalar halinde kesilmiş

Talimatlar:

1. Büyük bir tencereye tatlı patates, havuç, hindistan cevizi sütü, su, kekik ve deniz tuzunu ekleyin ve yüksek ateşte kaynatın.

2. Isıyı en aza indirin, örtün ve sebzeler yumuşayana kadar ara sıra karıştırarak 20 dakika pişirin.

3. Çorbanın yarısını bir karıştırıcıya dökün ve iyice karışana ve pürüzsüz olana kadar püre haline getirin, ardından tekrar tencereye alın.

4. Balık parçalarını karıştırın ve 12 tane daha pişirmeye devam edin.

15 dakikaya kadar veya balık pişene kadar.

5. Ocaktan alıp kaselere paylaştırın.

<u>Beslenme Bilgisi:</u>kalori: 450 ; yağ: 28.7g; protein: 14.2g; karbonhidratlar: 38.8g ; lif: 8.1g ; şeker: 6.7g; sodyum: 250 mg

Limonlu Midye Porsiyon: 4

İçindekiler:

1 yemek kaşığı. sızma sızma zeytinyağı 2 diş kıyılmış sarımsak

2 lbs. temizlenmiş midye

Bir limonun suyu

Talimatlar:

1. Bir tencereye su koyun, midyeleri ekleyin, orta ateşte kaynatın, 5 dakika pişirin, açılmamış midyeleri atın ve bir kase ile aktarın.

2. Başka bir kapta yağı sarımsak ve taze sıkılmış limon suyu ile karıştırın, iyice çırpın ve midyelerin üzerine ilave edin, karıştırın ve servis yapın.

3. Keyfini çıkarın!

Beslenme Bilgisi:Kalori: 140, Yağ:4 gr, Karbonhidrat:8 gr, Protein:8 gr, Şeker: 4 gr, Sodyum:600 mg,

Kireç ve Biberli Somon Porsiyonu: 2

Pişirme Süresi: 8 Dakika

İçindekiler:

1 lb. somon

1 yemek kaşığı limon suyu

½ çay kaşığı biber

½ çay kaşığı pul biber

4 limon dilimi

Talimatlar:

1. Limon suyuyla somonu gezdirin.

2. Her iki tarafına da pul biber ve pul biber serpin.

3. Hava fritözüne somon ekleyin.

4. Limon dilimlerini somonun üzerine koyun.

5. 375 derece F'de 8 dakika havayla kızartın.

Peynirli Ton Balıklı Makarna Porsiyon: 3-4

İçindekiler:

2 c. Roka

¼ c. doğranmış yeşil soğan

1 yemek kaşığı. kırmızı sirke

5 oz. süzülmüş konserve ton balığı

¼ çay kaşığı. karabiber

2 oz. pişmiş tam buğdaylı makarna

1 yemek kaşığı. zeytin yağı

1 yemek kaşığı. rendelenmiş az yağlı parmesan

Talimatlar:

1. Makarnayı hazır olana kadar tuzsuz suda pişirin. Süzün ve bir kenara koyun.

2. Büyük boy bir kapta ton balığı, yeşil soğan, sirke, yağ, roka, makarna ve karabiberi iyice karıştırın.

3. İyice karıştırın ve peynirle doldurun.

4. Servis yapın ve keyfini çıkarın.

Beslenme Bilgisi:Kaloriler: 566.3, Yağ:42.4 gr, Karbonhidrat:18.6 gr, Protein:29.8 gr, Şekerler:0.4 gr, Sodyum:688.6 mg

Hindistan Cevizi Kabuklu Balık Şeritleri

Porsiyon: 4

Pişirme Süresi: 12 Dakika

İçindekiler:

turşu

1 yemek kaşığı soya sosu

1 çay kaşığı öğütülmüş zencefil

½ su bardağı hindistan cevizi sütü

2 yemek kaşığı akçaağaç şurubu

½ su bardağı ananas suyu

2 çay kaşığı acı sos

Balık

1 lb balık filetosu, şeritler halinde dilimlenmiş

zevkinize biber

1 su bardağı galeta unu

1 su bardağı hindistan cevizi gevreği (şekersiz)

Pişirme spreyi

Talimatlar:

1. Marine malzemelerini bir kapta karıştırın.

2. Balık şeritlerini karıştırın.

3. Üzerini örtüp 2 saat buzdolabında bekletin.

4. Fritözünüzü 375 derece F'ye ısıtın.

5. Bir kapta biber, galeta unu ve hindistan cevizini karıştırın.

6. Balık dilimlerini ekmek kırıntısı karışımına batırın.

7. Fritöz sepetinize yağ püskürtün.

8. Havalı fritöz sepetine balık dilimleri ekleyin.

9. Her iki tarafta 6 dakika havayla kızartın.

Meksika Balık Porsiyonu: 2

Pişirme Süresi: 10 Dakika

İçindekiler:

4 balık filetosu

2 çay kaşığı Meksika kekik

4 çay kaşığı kimyon

4 çay kaşığı pul biber

zevkinize biber

Pişirme spreyi

Talimatlar:

1. Fritözünüzü 400 derece F'ye ısıtın.

2. Balığı yağla püskürtün.

3. Balığın her iki tarafını da baharat ve karabiberle tatlandırın.

4. Balığı fritöz sepetine koyun.

5. 5 dakika pişirin.

6. Çevirin ve 5 dakika daha pişirin.

Salatalıklı Alabalıklı Salsa Porsiyon: 4

Pişirme Süresi: 10 Dakika

İçindekiler:

Salsa:

1 İngiliz salatalık, doğranmış

¼ fincan şekersiz hindistan cevizi yoğurdu

2 yemek kaşığı doğranmış taze nane

1 taze soğan, beyaz ve yeşil kısımlar, doğranmış

1 çay kaşığı çiğ bal

Deniz tuzu

Balık:

4 (5 ons) alabalık filetosu, kuru

1 yemek kaşığı zeytinyağı

Tatmak için deniz tuzu ve taze çekilmiş karabiberTalimatlar:

1. Salsa hazırlayın: Yoğurt, salatalık, nane, yeşil soğan, bal ve deniz tuzunu küçük bir kapta tamamen karışana kadar karıştırın. Kenara koyun.

2. Temiz bir çalışma yüzeyinde alabalık filetolarını deniz tuzu ve karabiberle hafifçe ovalayın.

3. Zeytinyağını büyük bir tavada orta ateşte ısıtın. Alabalık filetolarını sıcak tavaya ekleyin ve balıkları yarıya kadar çevirerek veya balık istediğiniz gibi pişene kadar yaklaşık 10 dakika tavada kızartın.

4. Salsayı balığın üzerine yayın ve servis yapın.

Beslenme Bilgisi:kalori: 328 ; yağ: 16.2g ; protein: 38.9g; karbonhidrat: 6.1g

; lif: 1.0g; şeker: 3.2g; sodyum: 477 mg

Karidesli Limonlu Zoodle: 4

Pişirme Süresi: 0 Dakika

İçindekiler:

Sos:

½ su bardağı paketlenmiş taze fesleğen yaprağı

1 limon suyu (veya 3 yemek kaşığı)

1 çay kaşığı şişe kıyılmış sarımsak

Tutam deniz tuzu

Bir tutam taze çekilmiş karabiber

¼ fincan konserve tam yağlı hindistan cevizi sütü

1 büyük sarı kabak, jülyen veya sarmal 1 büyük kabak, jülyen veya sarmal

1 pound (454 g) karides, ayıklanmış, haşlanmış, soyulmuş ve soğutulmuş 1 limon kabuğu rendesi (isteğe bağlı)

Talimatlar:

1. Sosu yapın: Fesleğen yapraklarını, limon suyunu, sarımsağı, deniz tuzunu ve biberi iyice doğranana kadar bir mutfak robotunda işleyin.

2. İşlemci çalışırken hindistancevizi sütünü yavaşça dökün. Pürüzsüz olana kadar nabız atın.

3. Sosu, sarı kabak ve kabak ile birlikte büyük bir kaba aktarın. İyice fırlat.

4. Karides ve limon kabuğu rendesini (istenirse) eriştelerin üzerine dağıtın. Hemen servis yapın.

Beslenme Bilgisi:kalori: 246 ; yağ: 13.1g; protein: 28.2g; karbonhidrat: 4.9g

; lif: 2.0g; şeker: 2.8g; sodyum: 139mg

Çıtır Karides Porsiyonu: 4

Pişirme Süresi: 3 Dakika

İçindekiler:

1 lb. karides, soyulmuş ve ayıklanmış

½ su bardağı balık ekmek karışımı

Pişirme spreyi

Talimatlar:

1. Fritözünüzü 390 derece F'ye ısıtın.

2. Karideslere yağ püskürtün.

3. Ekmek karışımıyla kaplayın.

4. Fritöz sepetine yağ püskürtün.

5. Karidesleri fritöz sepetine ekleyin.

6. 3 dakika pişirin.

Izgara Levrek Porsiyon: 2

İçindekiler:

2 diş kıyılmış sarımsak

Biber.

1 yemek kaşığı. limon suyu

2 adet beyaz levrek filetosu

¼ çay kaşığı. ot baharat karışımı

Talimatlar:

1. Bir etlik tavaya biraz zeytinyağı püskürtün ve üzerine filetoları yerleştirin.

2. Filetoların üzerine limon suyu, sarımsak ve baharatları serpin.

3. Yaklaşık 10 dakika veya balık altın rengi olana kadar kavurun.

4. İsterseniz bir yatak sote ıspanak üzerinde servis yapın.

Beslenme Bilgisi:Kalori: 169, Yağ:9,3 g, Karbonhidrat:0,34 g, Protein:15,3 g, Şekerler:0,2 g, Sodyum:323 mg

Somonlu Kek Porsiyonu: 4

Pişirme Süresi: 10 Dakika

İçindekiler:

Pişirme spreyi

1 lb somon fileto, kuşbaşı

¼ fincan badem unu

2 çay kaşığı Old Bay baharatı

1 yeşil soğan, doğranmış

Talimatlar:

1. Fritözünüzü 390 derece F'ye ısıtın.

2. Fritöz sepetinize yağ püskürtün.

3. Bir kapta kalan malzemeleri birleştirin.

4. Karışımdan köfteler oluşturun.

5. Köftelerin her iki tarafına da yağ püskürtün.

6. Havada 8 dakika kızartın.

Baharatlı Morina Porsiyonu: 4

İçindekiler:

2 yemek kaşığı. Taze doğranmış maydanoz

2 lbs. morina filetosu

2 c. düşük sodyum salsa

1 yemek kaşığı. tatsız yağ

Talimatlar:

1. Fırını önceden 350°F'ye ısıtın.

2. Büyük, derin bir fırın tepsisinde yağı alttan gezdirin.

Morina filetolarını tabağa koyun. Salsayı balığın üzerine dökün. 20 dakika boyunca folyo ile örtün. Pişirmenin son 10 dakikasında folyoyu çıkarın.

3. Fırında 20 – 30 dakika, balıklar pul pul olana kadar pişirin.

4. Beyaz veya kahverengi pirinçle servis yapın. Maydanozla süsleyin.

Beslenme Bilgisi:Kalori: 110, Yağ:11 gr, Karbonhidrat:83 gr, Protein:16,5 gr, Şeker:0 gr, Sodyum:122 mg

Füme Alabalık Sürme Porsiyon: 2

İçindekiler:

2 çay kaşığı. Taze limon suyu

½ c. az yağlı süzme peynir

1 adet doğranmış kereviz sapı

¼ libre derili füme alabalık filetosu,

½ çay kaşığı. Worcestershire sos

1 çay kaşığı. Acı biber sosu

¼ c. iri doğranmış kırmızı soğan

Talimatlar:

1. Alabalık, süzme peynir, kırmızı soğan, limon suyu, acı biber sosu ve Worcestershire sosunu bir blender veya mutfak robotunda birleştirin.

2. Pürüzsüz olana kadar işleyin, gerektiği gibi kasenin kenarlarını kazımak için durdurun.

3. Doğranmış kerevizi katlayın.

4. Hava almayan bir kapta buzdolabında saklayın.

Beslenme Bilgisi:Kalori: 57, Yağ:4 gr, Karbonhidrat:1 gr, Protein:4 gr, Şeker:0 gr, Sodyum:660 mg

Ton Balığı ve Arpacık Porsiyon: 4

İçindekiler:

½ c. düşük sodyumlu tavuk suyu

1 yemek kaşığı. zeytin yağı

4 adet kemiksiz ve derisiz ton balığı filetosu

2 doğranmış arpacık

1 çay kaşığı. tatlı kırmızı biber

2 yemek kaşığı. misket limonu suyu

¼ çay kaşığı. karabiber

Talimatlar:

1. Orta-yüksek ateşte yağı olan bir tavayı ısıtın, arpacık soğanlarını ekleyin ve 3 dakika soteleyin.

2. Balığı ekleyin ve her iki yüzünü 4 dakika pişirin.

3. Kalan malzemeleri ekleyip 3 dakika daha pişirin, tabaklara paylaştırın ve servis yapın.

Beslenme Bilgisi:Kalori: 4040, Yağ:34,6 gr, Karbonhidrat:3 gr, Protein:21,4 gr, Şeker:0,5 gr, Sodyum:1000 mg

Limon Biber Karides Porsiyon: 2

Pişirme Süresi: 10 Dakika

İçindekiler:

1 yemek kaşığı limon suyu

1 yemek kaşığı zeytinyağı

1 çay kaşığı limon biberi

¼ çay kaşığı sarımsak tozu

¼ çay kaşığı kırmızı biber

12 oz. karides, soyulmuş ve deveined

Talimatlar:

1. Fritözünüzü 400 derece F'ye ısıtın.

2. Limon suyu, zeytinyağı, limon biberi, sarımsak tozu ve kırmızı biberi bir kapta karıştırın.

3. Karidesleri karıştırın ve karışımla eşit şekilde kaplayın.

4. Hava fritözüne ekleyin.

5. 8 dakika pişirin.

Sıcak Ton Balığı Biftek Porsiyon: 6

İçindekiler:

2 yemek kaşığı. Taze limon suyu

Biber.

Kavrulmuş portakal sarımsaklı mayonez

¼ c. bütün karabiber

6 dilimlenmiş ton balığı bifteği

2 yemek kaşığı. Sızma zeytinyağı

Tuz

Talimatlar:

1. Ton balığını sığacak şekilde bir kaseye koyun. Yağ, limon suyu, tuz ve karabiberi ekleyin. Ton balığını marine ile iyice kaplayacak şekilde çevirin. 15-20 arası dinlenmeye bırakın

dakika, bir kez dönüyor.

2. Biberleri çift kalınlıkta plastik torbalara koyun. Karabiberleri kaba bir şekilde ezmek için ağır bir tencere veya küçük bir çekiçle vurun. Geniş bir tabağa koyun.

3. Ton balığını pişirmeye hazır olduğunuzda kenarlarını öğütülmüş karabiberlere batırın. Yapışmaz bir tavayı orta ateşte ısıtın. Ton balığı bifteğini gerekirse gruplar halinde, orta-az pişmiş balıklar için her iki tarafta 4 dakika kızartın, gerekirse yapışmayı önlemek için tavaya 2 ila 3 yemek kaşığı marine sos ekleyin.

4. Kavrulmuş portakal sarımsaklı mayonez ile doldurulmuş servis yapınBeslenme Bilgisi:Kalori: 124, Yağ:0,4 gr, Karbonhidrat:0,6 gr, Protein:28 gr, Şeker:0 gr, Sodyum:77 mg

Cajun Somon Porsiyonu: 2

Pişirme Süresi: 10 Dakika

İçindekiler:

2 somon fileto

Pişirme spreyi

1 yemek kaşığı Cajun baharatı

1 yemek kaşığı bal

Talimatlar:

1. Fritözünüzü 390 derece F'ye ısıtın.

2. Balığın her iki tarafına da yağ püskürtün.

3. Kajun baharatını serpin.

4. Fritöz sepetine yağ püskürtün.

5. Hava fritözü sepetine somon ekleyin.

6. Havada 10 dakika kızartın.

Sebzeli Quinoa Somon Kasesi

Porsiyon: 4

Pişirme Süresi: 0 Dakika

İçindekiler:

1 pound (454 gr) pişmiş somon, kuşbaşı

4 su bardağı pişmiş kinoa

6 turp, ince dilimlenmiş

1 kabak, yarım ay şeklinde dilimlenmiş

3 su bardağı roka

3 soğan, kıyılmış

½ su bardağı badem yağı

1 çay kaşığı şekersiz acı sos

1 yemek kaşığı elma sirkesi

1 çay kaşığı deniz tuzu

½ su bardağı kavrulmuş badem, garnitür için (isteğe bağlı)Talimatlar:

1. Büyük bir kapta kuşbaşı doğranmış somon, pişmiş kinoa, turp, kabak, roka ve yeşil soğanı karıştırın ve iyice karıştırın.

2. Badem yağı, acı sos, elma sirkesi ve deniz tuzunu katıp karıştırın.

3. Karışımı dört kaseye bölün. İstenirse, garnitür için her bir kaseye şeritli bademlerle eşit olarak dağıtın. Hemen servis yapın.

Beslenme Bilgisi:kalori: 769 ; yağ: 51.6g; protein: 37.2g; karbonhidratlar: 44.8g ; lif: 8.0g; şeker: 4.0g; sodyum: 681 mg

Ufalanmış Balık Porsiyonu: 4

Pişirme Süresi: 15 Dakika

İçindekiler:

¼ fincan zeytinyağı

1 su bardağı kuru galeta unu

4 adet beyaz balık filetosu

zevkinize biber

Talimatlar:

1. Fritözünüzü 350 derece F'ye ısıtın.

2. Balığın her iki tarafını da biber serpin.

3. Bir kapta yağı ve galeta unu karıştırın.

4. Balığı karışıma batırın.

5. Yapıştırmak için ekmek kırıntılarına basın.

6. Balığı fritöze koyun.

7. 15 dakika pişirin.

Basit Somon Köftesi Porsiyonu: 4

Pişirme Süresi: 8 ila 10 Dakika

İçindekiler:

1 pound (454 g) derisiz kemikli somon filetosu, kıyılmış ¼ fincan kıyılmış tatlı soğan

½ su bardağı badem unu

2 diş sarımsak, kıyılmış

2 yumurta, çırpılmış

1 çay kaşığı Dijon hardalı

1 yemek kaşığı taze sıkılmış limon suyu

Çizgi kırmızı biber gevreği

½ çay kaşığı deniz tuzu

¼ çay kaşığı taze çekilmiş karabiber

1 yemek kaşığı avokado yağı

Talimatlar:

1. Kıyılmış somon balığı, tatlı soğan, badem unu, sarımsak, çırpılmış yumurta, hardal, limon suyu, kırmızı pul biber, deniz tuzu ve karabiberi geniş bir kapta karıştırın ve iyice karışana kadar karıştırın.

2. Somon karışımını 5 dakika dinlenmeye bırakın.

3. Somon karışımını çıkarın ve elinizle dört ½ inç kalınlığında köfteler yapın.

4. Avokado yağını büyük bir tavada orta ateşte ısıtın. Köfteleri sıcak tavaya ekleyin ve hafifçe kızarana ve pişene kadar her iki tarafı 4 ila 5 dakika pişirin.

5. Ocaktan alıp bir tabakta servis yapın.

Beslenme Bilgisi:kalori: 248 ; yağ: 13.4g ; protein: 28.4g; karbonhidrat: 4.1g

; lif: 2.0g; şeker: 2.0g; sodyum: 443 mg

Patlamış Mısır Karides Porsiyonu: 4

Pişirme Süresi: 10 Dakika

İçindekiler:

½ çay kaşığı soğan tozu

½ çay kaşığı sarımsak tozu

½ çay kaşığı kırmızı biber

¼ çay kaşığı öğütülmüş hardal

⅛ çay kaşığı kuru adaçayı

⅛ çay kaşığı öğütülmüş kekik

⅛ çay kaşığı kuru kekik

⅛ çay kaşığı kuru fesleğen

zevkinize biber

3 yemek kaşığı mısır nişastası

1 lb. karides, soyulmuş ve ayıklanmış

Pişirme spreyi

Talimatlar:

1. Karides hariç tüm malzemeleri bir kapta birleştirin.

2. Karidesleri karışımla kaplayın.

3. Fritöz sepetine yağ püskürtün.

4. Fritözünüzü önceden 390 derece F'ye ısıtın.

5. İçine karides ekleyin.

6. Havada 4 dakika kızartın.

7. Sepeti sallayın.

8. 5 dakika daha pişirin.

Baharatlı Fırında Balık Porsiyonu: 5

İçindekiler:

1 yemek kaşığı. zeytin yağı

1 çay kaşığı. baharat tuzsuz baharat

1 lb. somon fileto

Talimatlar:

1. Fırını önceden 350F'ye ısıtın.

2. Balığı zeytinyağı ve baharatlarla serpin.

3. 15 dakika üstü açık pişirin.

4. Dilimleyin ve servis yapın.

Beslenme Bilgisi:Kalori: 192, Yağ:11 gr, Karbonhidrat:14,9 gr, Protein:33,1 gr, Şeker:0,3 gr, Sodyum:505 6 mg

Paprika Ton Balığı Porsiyon: 4

İçindekiler:

½ çay kaşığı. biber tozu

2 çay kaşığı. tatlı kırmızı biber

¼ çay kaşığı. karabiber

2 yemek kaşığı. zeytin yağı

4 kemiksiz ton balığı bifteği

Talimatlar:

1. Orta-yüksek ateşte yağ ile bir tavayı ısıtın, ton balığı bifteğini ekleyin, kırmızı biber, karabiber ve pul biber ile baharatlayın, her iki yüzünü 5'er dakika pişirin, tabaklara bölün ve yan salata ile servis yapın.

<u>Beslenme Bilgisi:</u>Kalori: 455, Yağ:20,6 gr, Karbonhidrat:0,8 gr, Protein:63.8

g, Şekerler:7,4 g, Sodyum: 411 mg

Balık Köftesi Porsiyon: 2

Pişirme Süresi: 7 Dakika

İçindekiler:

8 oz. beyaz balık filetosu, kuşbaşı

Tatmak için sarımsak tozu

1 çay kaşığı limon suyu

Talimatlar:

1. Fritözünüzü 390 derece F'ye ısıtın.

2. Tüm malzemeleri birleştirin.

3. Karışımdan köfteler oluşturun.

4. Balık köftelerini fritöze koyun.

5. 7 dakika pişirin.

Ballı Kızarmış Deniz Tarak Porsiyon: 4

Pişirme Süresi: 15 Dakika

İçindekiler:

1 pound (454 g) büyük deniz tarağı, durulanmış ve kurulanmış Dash deniz tuzu

Taze çekilmiş karabiber

2 yemek kaşığı avokado yağı

¼ fincan çiğ bal

3 yemek kaşığı hindistan cevizi aminosu

1 yemek kaşığı elma sirkesi

2 diş sarımsak, kıyılmış

Talimatlar:

1. Bir kaseye tarakları, deniz tuzunu ve karabiberi ekleyin ve iyice kaplanana kadar fırlatın.

2. Avokado yağını büyük bir tavada orta-yüksek ateşte ısıtın.

3. Fistoları her iki tarafta 2 ila 3 dakika veya taraklar süt beyazı veya opak ve sertleşinceye kadar kızartın.

4. Fistoları ocaktan alıp bir tabağa alın ve sıcak tutmak için folyo ile gevşek bir şekilde örtün. Kenara koyun.

5. Balı, hindistancevizi aminolarını, sirkeyi ve sarımsağı tavaya ekleyin ve iyice karıştırın.

6. Bir kaynamaya getirin ve ara sıra karıştırarak sıvı azalana kadar yaklaşık 7 dakika pişirin.

7. Kızarmış tarakları glaze kaplamak için karıştırarak tavaya geri koyun.

8. Fistoları dört tabağa bölün ve sıcak olarak servis yapın.

Beslenme Bilgisi:kalori: 382 ; yağ: 18.9g ; protein: 21.2g; karbonhidratlar: 26.1g ; lif: 1.0g; şeker: 17.7g; sodyum: 496 mg

Shiitake Mantarlı Morina Fileto Porsiyon: 4

Pişirme Süresi: 15 ila 18 Dakika

İçindekiler:

1 diş sarımsak, kıyılmış

1 pırasa, ince dilimlenmiş

1 çay kaşığı kıyılmış taze zencefil kökü

1 yemek kaşığı zeytinyağı

½ fincan kuru beyaz şarap

½ su bardağı dilimlenmiş shiitake mantarı

4 (6 ons / 170 g) morina filetosu

1 çay kaşığı deniz tuzu

⅛ çay kaşığı taze çekilmiş karabiber

Talimatlar:

1. Fırını önceden 375ºF'ye (190ºC) ısıtın.

2. Sarımsak, pırasa, zencefil kökü, şarap, zeytinyağı ve mantarları bir fırın tepsisinde karıştırın ve mantarlar eşit şekilde kaplanana kadar fırlatın.

3. Önceden ısıtılmış fırında 10 dakika hafif kızarana kadar pişirin.

4. Fırın tepsisini fırından çıkarın. Morina filetolarını üstüne yayın ve deniz tuzu ve karabiberle tatlandırın.

5. Alüminyum folyo ile kapatın ve fırına geri dönün. 5-8 arası pişirin

dakika daha veya balık pul pul olana kadar.

6. Alüminyum folyoyu çıkarın ve servis yapmadan önce 5 dakika soğutun.

Beslenme Bilgisi:kalori: 166 ; yağ: 6.9g ; protein: 21.2g; karbonhidratlar: 4.8g ; lif: 1.0g; şeker: 1.0g; sodyum: 857 mg

Izgara Levrek Porsiyon: 2

İçindekiler:

1 çay kaşığı. kıyılmış sarımsak

Öğütülmüş karabiber

1 yemek kaşığı. limon suyu

8 oz. beyaz levrek filetosu

¼ çay kaşığı. tuzsuz otlu baharat karışımı

Talimatlar:

1. Broyleri önceden ısıtın ve rafı ısı kaynağından 4 inç uzağa yerleştirin.

2. Bir fırın tepsisine hafifçe pişirme spreyi sıkın. Filetoları tavaya yerleştirin. Filetoların üzerine limon suyu, sarımsak, otlu baharat ve karabiber serpin.

3. Bir bıçağın ucuyla test edildiğinde, balığın tamamı opak olana kadar, yaklaşık 8 ila 10 dakika pişirin.

4. Derhal servis yapın.

<u>Beslenme Bilgisi:</u>Kalori: 114, Yağ:2 gr, Karbonhidrat:2 gr, Protein:21 gr, Şeker: 0,5 gr, Sodyum:78 mg

Fırında Domates Hake Porsiyon: 4-5

İçindekiler:

½ c. domates sosu

1 yemek kaşığı. zeytin yağı

Maydanoz

2 dilimlenmiş domates

½ c. rendelenmiş peynir

4 libre kemikleri alınmış ve dilimlenmiş hake balığı

Tuz.

Talimatlar:

1. Fırını önceden 400 0F'ye ısıtın.

2. Balığı tuzla baharatlayın.

3. Bir tavada veya tencerede; balıkları zeytinyağında yarıya kadar kızartın.

4. Balığın üzerini örtmek için dört adet folyo kağıt alın.

5. Folyoyu kaplara benzeyecek şekilde şekillendirin; her folyo kabına domates sosunu ekleyin.

6. Balığı, domates dilimlerini ve rendelenmiş peyniri ekleyin.

7. Altın bir kabuk elde edene kadar pişirin, yaklaşık 20-25

dakika.

8. Paketleri açın ve üzerine maydanoz serpin.

Beslenme Bilgisi:Kalori: 265, Yağ:15 gr, Karbonhidrat:18 gr, Protein:22 gr, Şeker:0,5 gr, Sodyum:94,6 mg

Pancarlı Kızarmış Mezgit Porsiyon: 4

Pişirme Süresi: 30 Dakika

İçindekiler:

8 pancar, soyulmuş ve sekize bölünmüş

2 arpacık, ince dilimlenmiş

2 yemek kaşığı elma sirkesi

2 yemek kaşığı zeytinyağı, bölünmüş

1 çay kaşığı şişe kıyılmış sarımsak

1 çay kaşığı doğranmış taze kekik

Tutam deniz tuzu

4 (5 ons / 142 g) mezgit filetosu, kuruTalimatlar:

1. Fırını 400ºF'ye (205ºC) önceden ısıtın.

2. Pancar, arpacık soğanı, sirke, 1 yemek kaşığı zeytinyağı, sarımsak, kekik ve deniz tuzunu orta boy bir kapta birleştirin ve iyice kaplayın.

Pancar karışımını bir fırın tepsisine yayın.

3. Önceden ısıtılmış fırında yaklaşık 30 dakika, bir spatula ile bir veya iki kez çevirerek veya pancarlar yumuşayıncaya kadar kızartın.

4. Bu arada kalan 1 yemek kaşığı zeytinyağını büyük bir tavada orta-yüksek ateşte ısıtın.

5. Mezgiti ekleyin ve 4 ila 5 dakika ya da eti opak olana ve kolayca pul pul dökülünceye kadar her iki tarafını kızartın.

6. Balığı bir tabağa alın ve üzerine közlenmiş pancar serperek servis yapın.

Beslenme Bilgisi:kalori: 343 ; yağ: 8.8g ; protein: 38.1g; karbonhidrat: 20.9g

; lif: 4.0g; şeker: 11.5g; sodyum: 540 mg

İçten Ton Balığı Eritme Porsiyon: 4

İçindekiler:

3 oz. rendelenmiş yağı azaltılmış çedar peyniri

1/3 c. doğranmış kereviz

Karabiber ve tuz

¼ c. doğranmış soğan

2 tam buğday İngiliz çöreği

6 oz. süzülmüş beyaz ton balığı

¼ c. az yağlı Rusça

Talimatlar:

1. Broyleri önceden ısıtın. Ton balığı, kereviz, soğan ve salata sosunu birleştirin.

2. Tuz ve karabiberle tatlandırın.

3. İngiliz çöreğinin yarısını kızartın.

4. Bölünmüş tarafı yukarı bakacak şekilde fırın tepsisine yerleştirin ve her birinin 1/4'ünü ton balığı karışımıyla doldurun.

5. 2-3 dakika veya tamamen ısınana kadar kavurun.

6. Peynirle doldurun ve peynir eriyene kadar yaklaşık 1 dakika daha piliç koyun.

Beslenme Bilgisi:Kalori: 320, Yağ:16,7 g, Karbonhidrat:17,1 g, Protein:25,7 g, Şekerler:5.85 g, Sodyum:832 mg

Kaffir Limonlu Limonlu Somon Porsiyon: 8

İçindekiler:

1 adet dörde bölünmüş ve çürük limon otu sapı

2 kafir yırtık ıhlamur yaprağı

1 ince dilimlenmiş limon

1 ½ c. taze kişniş yaprağı

1 bütün yan somon fileto

Talimatlar:

1. Fırını önceden 350◦F'ye ısıtın.

2. Bir fırın tepsisini yanları üst üste gelecek şekilde folyo tabakalarla örtün 3. Somonu folyonun üzerine koyun, üstüne limon, misket limonu yaprakları, limon otu ve 1 su bardağı kişniş yaprağı koyun. Seçenek: tuz ve karabiber serpin.

4. Contayı katlamadan önce folyonun uzun tarafını ortaya getirin.

Somonu kapatmak için uçlarını yuvarlayın.

5. 30 dakika pişirin.

6. Pişen balığı bir tabağa alın. Taze kişniş ile üst.

Beyaz veya kahverengi pirinçle servis yapın.

Beslenme Bilgisi:Kalori: 103, Yağ:11,8 gr, Karbonhidrat:43,5 gr, Protein:18 gr, Şeker:0,7 gr, Sodyum:322 mg

Hardal Soslu İhale Somon Porsiyon: 2

İçindekiler:

5 yemek kaşığı. kıyılmış dereotu

2/3 c. Ekşi krema

Biber.

2 yemek kaşığı. Dijon hardalı

1 çay kaşığı. sarımsak tozu

5 oz. somon fileto

2-3 yemek kaşığı. Limon suyu

Talimatlar:

1. Ekşi krema, hardal, limon suyu ve dereotu karıştırın.

2. Filetoları biber ve sarımsak tozu ile baharatlayın.

3. Somonu derisi alta gelecek şekilde bir fırın tepsisine yerleştirin ve hazırlanan hardal sosuyla kaplayın.

4. 390°F'de 20 dakika pişirin.

Beslenme Bilgisi:Kalori: 318, Yağ:12 gr, Karbonhidrat:8 gr, Protein:40,9 gr, Şeker:909,4 gr, Sodyum:1,4 mg

Yengeç Salatası Porsiyonu: 4

İçindekiler:

2 c. Yengeç eti

1 c. yarıya kiraz domates

1 yemek kaşığı. zeytin yağı

Karabiber

1 doğranmış arpacık

1/3 c. Kıyılmış silantro

1 yemek kaşığı. limon suyu

Talimatlar:

1. Bir kapta yengeç ile domatesleri ve diğer malzemeleri karıştırıp servis yapın.

Beslenme Bilgisi:Kalori: 54, Yağ:3,9 gr, Karbonhidrat:2,6 gr, Protein:2,3 gr, Şeker:2,3 gr, Sodyum:462,5 mg

Miso Soslu Fırında Somon Porsiyon: 4

Pişirme Süresi: 15 ila 20 Dakika

İçindekiler:

Sos:

¼ fincan elma şarabı

¼ fincan beyaz miso

1 yemek kaşığı zeytinyağı

1 yemek kaşığı beyaz pirinç sirkesi

⅛ çay kaşığı öğütülmüş zencefil

4 (3 ila 4 ons / 85 ila 113 g) kemiksiz somon filetosu Garnitür için 1 dilimlenmiş yeşil soğan

Süslemek için ⅛ çay kaşığı kırmızı pul biber

Talimatlar:

1. Fırını önceden 375ºF'ye (190ºC) ısıtın.

2. Sosu hazırlayın: Elma şarabı, beyaz miso, zeytinyağı, pirinç sirkesi ve zencefili küçük bir kapta çırpın. Daha ince bir kıvam istenirse biraz su ekleyin.

3. Somon filetolarını derileri alta gelecek şekilde bir fırın tepsisine yerleştirin. Hazırlanan sosu eşit şekilde kaplamak için filetoların üzerine dökün.

4. Önceden ısıtılmış fırında 15 ila 20 dakika veya balıklar bir çatalla kolayca pul pul dökülene kadar pişirin.

5. Dilimlenmiş taze soğan ve kırmızı pul biberle süsleyip servis yapın.

Beslenme Bilgisi:kalori: 466 ; yağ: 18.4g ; protein: 67.5g; karbonhidrat: 9.1g

; lif: 1.0g; şeker: 2.7g; sodyum: 819mg

Ballı Bitki Kaplı Pişmiş Morina Porsiyonu: 2

İçindekiler:

6 yemek kaşığı. Bitki aromalı doldurma

8 oz. morina filetosu

2 yemek kaşığı. Bal

Talimatlar:

1. Fırınınızı önceden 375 0F'ye ısıtın.

2. Bir fırın tepsisine hafifçe pişirme spreyi sıkın.

3. Bitki aromalı iç harcı bir torbaya koyun ve kapatın. Doldurma parçalanana kadar ezin.

4. Balıkları bal ile kaplayın ve kalan baldan kurtulun.

Doldurma torbasına bir fileto ekleyin ve balığı tamamen kaplamak için hafifçe sallayın.

5. Morina balığını fırın tepsisine aktarın ve işlemi ikinci balık için tekrarlayın.

6. Filetoları folyo ile sarın ve bir bıçağın ucuyla yaklaşık on dakika test ettiğinizde sert ve opak olana kadar pişirin.

7. Sıcak servis yapın.

Beslenme Bilgisi:Kalori: 185, Yağ:1 gr, Karbonhidrat:23 gr, Protein:21 gr, Şeker:2 gr, Sodyum:144,3 mg

Parmesan Morina Karışımı Porsiyon: 4

İçindekiler:

1 yemek kaşığı. limon suyu

½ c. doğranmış yeşil soğan

4 kemiksiz morina filetosu

3 diş kıyılmış sarımsak

1 yemek kaşığı. zeytin yağı

½ c. rendelenmiş az yağlı parmesan peyniri

Talimatlar:

1. Bir tavayı orta ateşte yağ ile ısıtın, sarımsağı ve yeşil soğanı ekleyin, fırlatın ve 5 dakika soteleyin.

2. Balığı ekleyin ve her iki yüzünü 4 dakika pişirin.

3. Limon suyunu ekleyin, üzerine parmesan serpin, her şeyi 2 dakika daha pişirin, tabaklara paylaştırın ve servis yapın.

Beslenme Bilgisi:Kalori: 275, Yağ:22,1 g, Karbonhidrat:18,2 g, Protein:12 g, Şeker:0,34 g, Sodyum:285.4 mg

Çıtır Sarımsaklı Karides Porsiyonu: 4

Pişirme Süresi: 10 Dakika

İçindekiler:

1 lb. karides, soyulmuş ve ayıklanmış

2 çay kaşığı sarımsak tozu

zevkinize biber

¼ su bardağı un

Pişirme spreyi

Talimatlar:

1. Karidesleri sarımsak tozu ve biberle baharatlayın.

2. Un ile kaplayın.

3. Fritöz sepetinize yağ püskürtün.

4. Karidesleri hava fritözü sepetine ekleyin.

5. 400 derece F'de 10 dakika pişirin, yarı yolda bir kez sallayın.

Kremalı Levrek Karışımı Porsiyon: 4

İçindekiler:

1 yemek kaşığı. kıyılmış maydanoz

2 yemek kaşığı. Avokado yağı

1 c. Hindistan cevizi kreması

1 yemek kaşığı. misket limonu suyu

1 doğranmış sarı soğan

¼ çay kaşığı. karabiber

4 adet kemiksiz levrek filetosu

Talimatlar:

1. Bir tavayı orta ateşte yağla ısıtın, soğanı ekleyin, fırlatın ve 2 dakika soteleyin.

2. Balığı ekleyin ve her iki yüzünü 4 dakika pişirin.

3. Kalan malzemeleri ekleyin, 4 dakika daha pişirin, tabaklara paylaştırın ve servis yapın.

<u>Beslenme Bilgisi:</u>Kalori: 283, Yağ:12,3 g, Karbonhidrat:12,5 g, Protein:8 g, Şeker:6 g, Sodyum:508,8 mg

Salatalık Ahi Poke Porsiyon: 4

Pişirme Süresi: 0 Dakika

İçindekiler:

Ahi Poke:

1 pound (454 g) suşi dereceli ahi ton balığı, 1 inç küpler halinde kesilmiş 3 yemek kaşığı hindistan cevizi aminosu

3 soğan, ince dilimlenmiş

1 serrano şili, çekirdekleri çıkarılmış ve kıyılmış (isteğe bağlı) 1 çay kaşığı zeytinyağı

1 çay kaşığı pirinç sirkesi

1 çay kaşığı kavrulmuş susam

Zencefil

1 büyük avokado, doğranmış

1 salatalık, ½ inç kalınlığında halkalar halinde dilimlenmiş<u>Talimatlar:</u>

1. Ahi poke yapın: Ahi ton balığı küplerini hindistancevizi aminoları, yeşil soğan, serrano şili (istenirse), zeytinyağı, sirke, susam tohumu ve zencefil ile büyük bir kapta atın.

2. Kaseyi plastik sargıyla örtün ve buzdolabında 15 dakika marine edin.

dakika.

3. Ahi poke kasesine doğranmış avokadoyu ekleyin ve karıştırmak için karıştırın.

4. Salatalık halkalarını servis tabağına alın. Ahiyi kaşıkla salatalığın üzerine sokun ve servis yapın.

Beslenme Bilgisi:kalori: 213 ; yağ: 15.1g ; protein: 10.1g; karbonhidratlar: 10.8g ; lif: 4.0g; şeker: 0.6g; sodyum: 70 mg

Nane Morina Karışımı Porsiyon: 4

İçindekiler:

4 kemiksiz morina filetosu

½ c. düşük sodyumlu tavuk suyu

2 yemek kaşığı. zeytin yağı

¼ çay kaşığı. karabiber

1 yemek kaşığı. doğranmış nane

1 çay kaşığı. rendelenmiş limon kabuğu rendesi

¼ c. doğranmış arpacık

1 yemek kaşığı. limon suyu

Talimatlar:

1. Bir tavayı orta ateşte yağ ile ısıtın, arpacık soğanlarını ekleyin, karıştırın ve 5 dakika soteleyin.

2. Morina, limon suyu ve diğer malzemeleri ekleyin, kaynatın ve orta ateşte 12 dakika pişirin.

3. Her şeyi tabaklara bölün ve servis yapın.

Beslenme Bilgisi:Kalori: 160, Yağ:8,1 g, Karbonhidrat:2 g, Protein:20,5 g, Şeker:8 g, Sodyum:45 mg

Limonlu ve Kremalı Tilapia Porsiyon: 4

İçindekiler:

2 yemek kaşığı. Doğranmış taze kişniş

¼ c. az yağlı mayonez

Taze çekilmiş karabiber

¼ c. taze limon suyu

4 adet tilapia filetosu

½ c. rendelenmiş az yağlı parmesan peyniri

½ çay kaşığı. sarımsak tozu

Talimatlar:

1. Bir kapta tilapia filetosu ve kişniş hariç tüm malzemeleri karıştırın.

2. Filetoları mayonez karışımıyla eşit şekilde kaplayın.

3. Filetoları büyük bir folyo kağıdın üzerine yerleştirin. Folyo kağıdını filetoları kapatmak için etrafına sarın.

4. Folyo paketini büyük bir yavaş pişiricinin altına yerleştirin.

5. Yavaş pişiriciyi düşük seviyeye ayarlayın.

6. Örtün ve 3-4 saat pişirin.

7. Kişniş ile süsleyerek servis yapın.

Beslenme Bilgisi:Kalori: 133,6, Yağ:2,4 gr, Karbonhidrat:4,6 gr, Protein:22 gr, Şeker:0,9 gr, Sodyum:510.4 mg

Balık Taco Porsiyonu: 4

Pişirme Süresi: 20 Dakika

İçindekiler:

Pişirme spreyi

1 yemek kaşığı zeytinyağı

4 su bardağı lahana salatası

1 yemek kaşığı elma sirkesi

1 yemek kaşığı limon suyu

Bir tutam acı biber

zevkinize biber

2 yemek kaşığı taco baharat karışımı

¼ fincan çok amaçlı un

1 lb morina filetosu, küpler halinde dilimlenmiş

4 mısır ekmeği

Talimatlar:

1. Fritözünüzü 400 derece F'ye ısıtın.

2. Fritöz sepetinize yağ püskürtün.

3. Bir kapta zeytinyağı, lahana salatası, sirke, limon suyu, kırmızı biber ve biberi karıştırın.

4. Başka bir kapta taco baharatını ve unu karıştırın.

5. Balık küplerini taco baharat karışımıyla kaplayın.

6. Bunları fritöz sepetine ekleyin.

7. Yarısında sallayarak 10 dakika havayla kızartın.

8. Mısır ekmeğini balık ve lahana salatası karışımıyla doldurun ve yuvarlayın.

Zencefilli Levrek Karışımı Porsiyon: 4

İçindekiler:

4 adet kemiksiz levrek filetosu

2 yemek kaşığı. zeytin yağı

1 çay kaşığı. Rendelenmiş Zencefil

1 yemek kaşığı. Kıyılmış silantro

Karabiber

1 yemek kaşığı. balzamik sirke

Talimatlar:

1. Orta ateşte yağı olan bir tavayı ısıtın, balıkları ekleyin ve her iki yüzünü 5 dakika pişirin.

2. Kalan malzemeleri ekleyip 5 dakika daha pişirin, tabaklara paylaştırın ve servis yapın.

Beslenme Bilgisi:Kalori: 267, Yağ:11,2 g, Karbonhidrat:1,5 g, Protein:23 g, Şeker:0,78 g, Sodyum:321.2 mg

Hindistan Cevizi Karides Porsiyonu: 4

Pişirme Süresi: 6 Dakika

İçindekiler:

2 yumurta

1 su bardağı şekersiz kurutulmuş hindistan cevizi

¼ fincan hindistan cevizi unu

¼ çay kaşığı kırmızı biber

Dash kırmızı biber

½ çay kaşığı deniz tuzu

Taze çekilmiş karabiber

¼ fincan hindistan cevizi yağı

1 pound (454 g) çiğ karides, soyulmuş, damarı alınmış ve kuru patlıcanTalimatlar:

1. Yumurtaları köpürene kadar küçük bir sığ kasede çırpın. Kenara koyun.

2. Ayrı bir kapta hindistancevizi, hindistancevizi unu, kırmızı biber, kırmızı biber, deniz tuzu ve karabiberi karıştırın ve iyice karışana kadar karıştırın.

3. Karidesleri çırpılmış yumurtalara bulayın, ardından karidesleri hindistancevizi karışımına bulayın. Fazlalığı silkeleyin.

4. Hindistan cevizi yağını büyük bir tavada orta-yüksek ateşte ısıtın.

5. Karidesleri ekleyin ve ara sıra karıştırarak ya da et tamamen pembe ve mat olana kadar 3 ila 6 dakika pişirin.

6. Pişmiş karidesleri, süzülmeleri için kağıt havlu serili bir tabağa aktarın. Sıcak servis yapın.

Beslenme Bilgisi:kalori: 278 ; yağ: 1.9g ; protein: 19.2g; karbonhidratlar: 5.8g ; lif: 3.1g; şeker: 2.3g; sodyum: 556 mg

Küçük Hindistan Cevizi Domuz Eti Porsiyon: 4

Pişirme Süresi: 35 Dakika

İçindekiler:

1 pound domuz güveç eti, küp doğranmış

1 bal kabağı, soyulmuş ve küp doğranmış

1 sarı soğan, doğranmış

2 yemek kaşığı zeytinyağı

2 diş sarımsak, kıyılmış

½ çay kaşığı garam masala

½ çay kaşığı hindistan cevizi, öğütülmüş

1 çay kaşığı pul biber, ezilmiş

1 yemek kaşığı balzamik sirke

Bir tutam deniz tuzu ve karabiber

Talimatlar:

1. Bir tavayı orta-yüksek ateşte yağ ile ısıtın, soğan ve sarımsağı ekleyin ve 5 dakika soteleyin.

2. Eti ekleyin ve 5 dakika daha kızartın.

3. Kalan malzemeleri ekleyin, karıştırın, orta ateşte 25 dakika pişirin, tabaklara paylaştırın ve servis yapın.

Beslenme Bilgisi:kalori 348, yağ 18.2, lif 2.1, karbonhidrat 11.4, protein 34.3

Limon Tereyağı Karidesli Pirinç Porsiyonu: 3

Pişirme Süresi: 10 Dakika

İçindekiler:

¼ fincan pişmiş yabani pirinç

½ çay kaşığı. Tereyağı, bölünmüş

¼ çay kaşığı. zeytin yağı

1 su bardağı çiğ karides, kabuklu, damarları çıkarılmış, süzülmüş ¼ su bardağı dondurulmuş bezelye, çözülmüş, durulanmış, süzülmüş

1 yemek kaşığı. limon suyu, taze sıkılmış

1 yemek kaşığı. frenk soğanı, kıyılmış

Tatmak için bir tutam deniz tuzu

Talimatlar:

1. ¼ çay kaşığı dökün. Orta ateşte ayarlanmış wok içine tereyağı ve yağ. Karidesleri ve bezelyeleri ekleyin. Karidesler mercan pembesi olana kadar soteleyin, yaklaşık 5 ila 7

dakika.

2. Yabani pirinci ekleyin ve iyice ısınana kadar pişirin; tuz ve tereyağı ile tatlandırın.

3. Bir tabağa aktarın. Üzerine maydanoz ve limon suyu serpin.

Sert.

Beslenme Bilgisi:Kalori 510 Karbonhidrat: 0g Yağ: 0g Protein: 0g

Kabak ve Mısır Porsiyonlu Karidesli Kireç

Fırında: 4

Pişirme Süresi: 20 Dakika

İçindekiler:

1 yemek kaşığı sızma zeytinyağı

¼ inçlik zarlar halinde kesilmiş 2 küçük kabak

1 su bardağı dondurulmuş mısır taneleri

2 taze soğan, ince dilimlenmiş

1 çay kaşığı tuz

½ çay kaşığı öğütülmüş kimyon

½ çay kaşığı chipotle pul biber

1 pound soyulmuş karides, gerekirse çözdürülmüş

1 yemek kaşığı ince doğranmış taze kişniş

1 limon kabuğu rendesi ve suyu

Talimatlar:

1. Fırını önceden 400°F'ye ısıtın. Fırın tepsisini yağ ile yağlayın.

2. Fırın tepsisinde kabak, mısır, yeşil soğan, tuz, kimyon ve şili tozunu birleştirin ve iyice karıştırın. Tek bir katmanda düzenleyin.

3. Karidesleri üstüne ekleyin. 15 ila 20 dakika içinde kızartın.

4. Kişniş ve limon kabuğu rendesi ve suyu koyun, karıştırın ve servis yapın.

<u>Beslenme Bilgisi:</u>Kalori 184 Toplam Yağ: 5g Toplam Karbonhidrat: 11g Şeker: 3g Lif: 2g Protein: 26g Sodyum: 846mg

Karnabahar Çorbası Porsiyon: 10

Pişirme Süresi: 10 Dakika

İçindekiler:

¾ su bardağı su

2 çay kaşığı zeytinyağı

1 soğan, doğranmış

1 baş karnabahar, sadece çiçekleri

1 kutu tam yağlı hindistan cevizi sütü

1 çay kaşığı zerdeçal

1 çay kaşığı zencefil

1 çay kaşığı çiğ bal

Talimatlar:

1. Tüm malzemeleri büyük bir tencereye koyun ve yaklaşık 10 dakika kaynatın.

dakika.

2. Çorbayı karıştırmak ve pürüzsüz hale getirmek için daldırmalı bir blender kullanın.

Sert.

<u>Beslenme Bilgisi:</u>Toplam Karbonhidrat 7g Diyet Lifi: 2g Net Karbonhidrat: Protein: 2g Toplam Yağ: 11g Kalori: 129

Tatlı Patates Siyah Fasulyeli Burger Porsiyon: 6

Pişirme Süresi: 10 Dakika

İçindekiler:

1/2 jalapeno, çekirdekleri çıkarılmış ve doğranmış

1/2 su bardağı kinoa

6 adet tam tahıllı hamburger ekmeği

1 siyah fasulye, durulanmış ve süzülmüş olabilir

Yemek pişirmek için zeytinyağı/hindistan cevizi yağı

1 tatlı patates

1/2 su bardağı kırmızı soğan, doğranmış

4 yemek kaşığı glutensiz yulaf unu

2 diş sarımsak, kıyılmış

2 çay kaşığı baharatlı cajun baharatı

1/2 bardak kişniş, doğranmış

1 çay kaşığı kimyon

filizler

Tuz, tatmak

Zevkinize biber

Krema için:

2 yemek kaşığı kişniş, doğranmış

1/2 olgun avokado, doğranmış

4 yemek kaşığı az yağlı ekşi krema/sade Yunan yoğurdu 1 çay kaşığı limon suyu

Talimatlar:

1. Kinoayı soğuk akan su altında durulayın. Bir tencereye bir bardak su koyun ve ısıtın. Kinoayı ekleyin ve kaynatın.

2. Kapağını kapatın, ardından tüm su emene kadar yaklaşık 15 dakika kısık ateşte pişirin.

3. Isıyı kapatın ve kinoayı bir çatalla kabartın. Daha sonra kinoayı bir kaseye aktarın ve 5-10 dakika soğumaya bırakın.

4. Patatesi bir çatalla delin ve ardından iyice pişip yumuşayıncaya kadar birkaç dakika mikrodalgada pişirin. Patatesler haşlandıktan sonra kabuklarını soyun ve soğumaya bırakın.

5. Pişmiş patatesi 1 kutu siyah fasulye, ½ su bardağı doğranmış kişniş, 2 çay kaşığı Cajun baharatı, ½ ile birlikte mutfak robotuna ekleyin.

1 su bardağı doğranmış soğan, 1 çay kaşığı kimyon ve 2 diş kıyılmış sarımsak.

Pürüzsüz bir karışım elde edene kadar nabız atın. Bir kaseye aktarın ve pişmiş kinoayı ekleyin.

6. Yulaf unu/yulaf kepeği ekleyin. İyice karıştırıp 6 tane köfte şekli verin. Köfteleri bir fırın tepsisine koyun ve yaklaşık yarım saat buzdolabında bekletin.

7. Tüm krema malzemelerini bir mutfak robotuna ekleyin. Pürüzsüz olana kadar nabız atın. Tuzunu tadına göre ayarlayın ve soğutun.

8. Bir pişirme kabını sıvı yağ ile yağlayın ve orta ateşte ısıtın.

Köftelerin her iki yüzünü de açık altın rengi olana kadar 3-4 dakika pişirin.

Krema, filizler, çörekler ve en sevdiğiniz malzemelerle birlikte servis yapın.

Beslenme Bilgisi:206 kalori 6 gr yağ 33.9 gr toplam karbonhidrat 7.9 gr protein

Hindistan Cevizi Mantar Çorbası Porsiyon: 3

Pişirme Süresi: 10 Dakika

İçindekiler:

1 yemek kaşığı hindistan cevizi yağı

1 yemek kaşığı öğütülmüş zencefil

1 su bardağı cremini mantar, doğranmış

½ çay kaşığı zerdeçal

2 ve ½ su bardağı su

½ su bardağı konserve hindistan cevizi sütü

Tatmak için deniz tuzu

Talimatlar:

1. Hindistan cevizi yağını büyük bir tencerede orta ateşte ısıtın ve mantarları ekleyin. 3-4 dakika pişirin.

2. Kalan malzemeleri koyun ve kaynatın. 5 dakika kaynamaya bırakın.

3. Üç çorba kasesine bölün ve tadını çıkarın!

Beslenme Bilgisi:Toplam Karbonhidrat 4g Diyet Lifi: 1g Protein: 2g Toplam Yağ: 14g Kalori: 143

Kış Tarzı Meyve Salatası Porsiyonu: 6

Pişirme Süresi: 0 Dakika

İçindekiler:

4 adet pişmiş tatlı patates, küp (1 inç küp) 3 armut, küp (1 inç küp)

1 su bardağı üzüm, yarıya

1 elma, küp doğranmış

½ fincan yarım ceviz

2 yemek kaşığı zeytinyağı

1 yemek kaşığı kırmızı şarap sirkesi

2 yemek kaşığı çiğ bal

Talimatlar:

1. Sosu yapmak için zeytinyağı, kırmızı şarap sirkesi ve ardından ham balı karıştırın ve bir kenara koyun.

2. Doğranmış meyve, tatlı patates ve yarım cevizleri birleştirin ve bunu altı servis kasesine bölün. Her kaseyi sosla gezdirin.

Beslenme Bilgisi:Toplam Karbonhidrat 40g Diyet Lifi: 6g Protein: 3g Toplam Yağ: 11g Kalori: 251

Havuçlu Ballı Kavrulmuş Tavuk Budu Porsiyon: 4

Pişirme Süresi: 50 Dakika

İçindekiler:

2 yemek kaşığı tuzsuz tereyağı, oda sıcaklığında 3 büyük havuç, ince dilimlenmiş

2 diş sarımsak, kıyılmış

4 kemikli, derisi alınmış tavuk budu

1 çay kaşığı tuz

½ çay kaşığı kuru biberiye

¼ çay kaşığı taze çekilmiş karabiber

2 yemek kaşığı bal

1 su bardağı tavuk suyu veya sebze suyu

Servis için limon dilimleri

Talimatlar:

1. Fırını önceden 400°F'ye ısıtın. Fırın tepsisini tereyağı ile yağlayın.

2. Havuç ve sarımsağı fırın tepsisine tek sıra halinde dizin.

3. Tavuğu derili tarafı yukarı gelecek şekilde sebzelerin üzerine koyun ve tuz, biberiye ve karabiberle tatlandırın.

4. Üzerine balı koyun ve suyu ekleyin.

5. 40 ila 45 dakika içinde kızartın. Çıkarın, ardından 5 dinlenmeye bırakın

dakika ve limon dilimleri ile servis yapın.

Beslenme Bilgisi:Kalori 428 Toplam Yağ: 28g Toplam Karbonhidrat: 15g Şeker: 11g Lif: 2g Protein: 30g Sodyum: 732mg

Hindi Acılı Porsiyon: 8

Pişirme Süresi: 4 Saat 10 Dakika

İçindekiler:

1 pound öğütülmüş hindi, tercihen %99 yağsız

2 kutu barbunya, durulanmış ve süzülmüş (her biri 15 oz) 1 kırmızı biber, doğranmış

2 kutu domates sosu (her biri 15 oz)

1 kavanoz şarküteri dilimlenmiş evcil jalapeno biber, süzülmüş (16 oz) 2 kutu küçük domates, doğranmış (her biri 15 oz) 1 yemek kaşığı kimyon

1 sarı biber, kabaca doğranmış

2 kutu siyah fasulye, tercihen durulanmış ve süzülmüş (her biri 15 oz) 1 su bardağı mısır, dondurulmuş

2 yemek kaşığı pul biber

1 yemek kaşığı zeytinyağı

Karabiber ve tatmak için tuz

1 orta boy soğan, doğranmış

Yeşil soğan, avokado, rendelenmiş peynir, Yunan yoğurdu/ekşi krema, üstüne isteğe bağlı

Talimatlar:

1. Yağı büyük bir tavada kızana kadar ısıtın. Piştikten sonra hindiyi dikkatlice sıcak tavaya koyun ve kahverengileşene kadar pişirin. Hindiyi yavaş pişiricinizin dibine, tercihen 6 litre dökün.

2. Jalapeno, mısır, biber, soğan, doğranmış domates, domates sosu, fasulye, kimyon ve pul biberi ekleyin. Karıştırın, ardından tatmak için karabiber ve tuz koyun.

3. Kapağını kapatıp 6 saat kısık ateşte veya 4 saat yüksek ateşte pişirin.

İsteğe bağlı soslarla servis yapın ve keyfini çıkarın.

Beslenme Bilgisi:kcal 455 Yağ: 9 g Lif: 19 g Protein: 38 g

Baharatlı Mercimek Çorbası Porsiyon: 5

Pişirme Süresi: 25 Dakika

İçindekiler:

1 su bardağı sarı soğan (küp şeklinde doğranmış)

1 su bardağı havuç (küp şeklinde doğranmış)

1 su bardağı şalgam

2 yemek kaşığı sızma zeytinyağı

2 yemek kaşığı balzamik sirke

4 su bardağı bebek ıspanak

2 su bardağı kahverengi mercimek

¼ fincan taze maydanoz

Talimatlar:

1. Düdüklü tencereyi orta ateşte ısıtın ve içine zeytinyağı ve sebzeleri ekleyin.

2. 5 dakika sonra et suyu, mercimek ve tuzu tencereye ekleyin ve 15 dakika pişirin.

3. Kapağı çıkarın ve içine ıspanak ve sirke ekleyin.

4. Çorbayı 5 dakika karıştırın ve alevi kapatın.

5. Taze maydanozla süsleyin.

Beslenme Bilgisi:Kalori 96 Karbonhidrat: 16g Yağ: 1g Protein: 4g

Sarımsaklı Tavuk Ve Sebze Porsiyonu: 4

Pişirme Süresi: 45 Dakika

İçindekiler:

2 çay kaşığı sızma zeytinyağı

1 pırasa, sadece beyaz kısmı, ince dilimlenmiş

¼ inçlik dilimler halinde kesilmiş 2 büyük kabak

4 kemikli, derisi alınmış tavuk göğsü

3 diş sarımsak, kıyılmış

1 çay kaşığı tuz

1 çay kaşığı kuru kekik

¼ çay kaşığı taze çekilmiş karabiber

½ fincan beyaz şarap

1 limonun suyu

Talimatlar:

1. Fırını önceden 400°F'ye ısıtın. Fırın tepsisini yağ ile yağlayın.

2. Pırasa ve kabakları fırın tepsisine yerleştirin.

3. Tavuğu derisi yukarı bakacak şekilde koyun ve sarımsak, tuz, kekik ve karabiber serpin. Şarabı ekleyin.

4. 35 ila 40 dakika içinde kızartın. Çıkarın ve 5 dakika dinlendirin.

5. Limon suyunu ekleyin ve servis yapın.

<u>Beslenme Bilgisi:</u>Kalori 315 Toplam Yağ: 8g Toplam Karbonhidrat: 12g Şeker: 4g Lif: 2g Protein: 44g Sodyum: 685mg

Füme Somon Salatası Porsiyon: 4

Pişirme Süresi: 20 Dakika

İçindekiler:

2 adet rezene soğanı, ince dilimlenmiş, bazı yaprakları ayrılmış 1 yemek kaşığı tuzlu bebek kapari, durulanmış, süzülmüş ½ su bardağı doğal yoğurt

2 yemek kaşığı maydanoz, doğranmış

1 yemek kaşığı limon suyu, taze sıkılmış

2 yemek kaşığı taze kişniş, doğranmış

1 yemek kaşığı doğranmış taze tarhun

180 gr dilimlenmiş somon füme, az tuzlu

½ kırmızı soğan, ince dilimlenmiş

1 çay kaşığı limon kabuğu, ince rendelenmiş

½ su bardağı Fransız yeşil mercimek, durulanmış

60 gr taze bebek ıspanak

½ avokado, dilimlenmiş

Bir tutam pudra şekeri

Talimatlar:

1. Suyu büyük bir tencereye suyla koyun ve orta ateşte kaynatın. Bir kez kaynatılır; mercimekleri yumuşayana kadar 20 dakika pişirin; iyi süzün.

2. Bu arada, önceden yüksek ısıda bir ızgara tavasını ısıtın.

Rezene dilimlerini biraz yağ ile püskürtün ve yumuşayana kadar 2 dakika pişirin.

taraf başına dakika.

3. Frenk soğanı, maydanoz, yoğurt, tarhun, limon kabuğu ve kapari tamamen pürüzsüz olana kadar bir mutfak robotunda işleyin ve ardından biberle tatlandırın.

4. Soğanı şeker, meyve suyu ve bir tutam tuzla birlikte büyük boy bir karıştırma kabına koyun. Birkaç dakika bekletin ve sonra süzün.

5. Mercimekleri soğan, rezene, avokado ve ıspanakla geniş bir karıştırma kabında birleştirin. Plakalar arasında eşit olarak bölün ve ardından balıklarla doldurun. Kalan rezene yapraklarını ve daha fazla taze maydanozu serpin. Yeşil tanrıça sosuyla gezdirin. Zevk almak.

Beslenme Bilgisi:kcal 368 Yağ: 14 g Lif: 8 g Protein: 20 g

Fasulyeli Shawarma Salata Porsiyonu: 2

Pişirme Süresi: 20 Dakika

İçindekiler:

Salata Hazırlamak İçin

20 Pide cipsi

5 ons Bahar marul

10 Kiraz domates

¾ Su bardağı taze maydanoz

¼ su bardağı kırmızı soğan (doğranmış)

Nohut için

1 yemek kaşığı Zeytinyağı

1 yemek kaşığı kimyon ve zerdeçal

½ yemek kaşığı pul biber ve kişniş tozu 1 tutam karabiber

½ Az Koşer tuzu

¼ yemek kaşığı Zencefil ve tarçın tozu

Pansuman Hazırlamak İçin

3 Diş Sarımsak

1 yemek kaşığı kuru matkap

1 yemek kaşığı limon suyu

Suçlu

½ su bardağı humus

Talimatlar:

1. Önceden ısıtılmış fırına (204C) bir raf yerleştirin. Nohutları tüm baharatlar ve otlar ile karıştırın.

2. Fırın tepsisine ince bir tabaka nohut koyun ve yaklaşık 20 dakika pişirin. Fasulyeler altın sarısı olana kadar pişirin.

3. Sosu hazırlamak için tüm malzemeleri bir çırpma kabında karıştırın ve karıştırın. Uygun pürüzsüzlük için yavaş yavaş su ekleyin.

4. Salata hazırlamak için tüm otları ve baharatları karıştırın.

5. Servis için salataya pide ve fasulyeyi ekleyin ve üzerine biraz sos gezdirin.

Beslenme Bilgisi:Kalori 173 Karbonhidrat: 8g Yağ: 6g Protein: 19g

Ananaslı Kızarmış Pirinç Porsiyonu: 4

Pişirme Süresi: 20 Dakika

İçindekiler:

2 havuç, soyulmuş ve rendelenmiş

2 yeşil soğan, dilimlenmiş

3 yemek kaşığı soya sosu

1/2 su bardağı jambon, doğranmış

1 yemek kaşığı susam yağı

2 su bardağı konserve/taze ananas, doğranmış

1/2 çay kaşığı zencefil tozu

3 bardak kahverengi pirinç, pişmiş

1/4 çay kaşığı beyaz biber

2 yemek kaşığı zeytinyağı

1/2 su bardağı dondurulmuş bezelye

2 diş sarımsak, kıyılmış

1/2 su bardağı dondurulmuş mısır

1 soğan, doğranmış

Talimatlar:

1. Bir kaseye 1 yemek kaşığı susam yağı, 3 yemek kaşığı soya sosu, 2 tutam beyaz biber ve 1/2 çay kaşığı zencefil tozu koyun. İyice karıştırıp bir kenarda bekletin.

2. Yağı bir tavada önceden ısıtın. Doğranmış soğanla birlikte sarımsağı ekleyin.

Sık sık karıştırarak yaklaşık 3-4 dakika pişirin.

3. 1/2 su bardağı donmuş bezelye, rendelenmiş havuç ve 1/2 su bardağı donmuş mısır ekleyin.

Sebzeler yumuşayana kadar karıştırın, sadece birkaç dakika.

4. Soya sosu karışımını, 2 su bardağı doğranmış ananas, ½ su bardağı doğranmış jambon, 3 su bardağı pişmiş kahverengi pirinç ve dilimlenmiş yeşil soğanı ilave edin.

Sık sık karıştırarak yaklaşık 2-3 dakika pişirin. Sert!

Beslenme Bilgisi:252 kalori 12.8 gr yağ 33 gr toplam karbonhidrat 3 gr protein

Mercimek Çorbası Porsiyon: 2

Pişirme Süresi: 30 Dakika

İçindekiler:

2 Havuç, orta ve doğranmış

2 yemek kaşığı. Limon Suyu, taze

1 yemek kaşığı. Zerdeçal tozu

1/3 su bardağı Mercimek, pişmiş

1 yemek kaşığı. Badem doğranmış

1 kereviz sapı, doğranmış

1 demet maydanoz, taze doğranmış

1 Sarı Soğan, büyük ve doğranmış

Karabiber, taze çekilmiş

1 Yaban havucu, orta ve doğranmış

½ çay kaşığı. Kimyon tozu

3 ½ su bardağı Su

½ çay kaşığı. Pembe Himalaya Tuzu

4 lahana yaprağı, kabaca doğranmış

Talimatlar:

1. Başlangıç olarak orta boy bir tencereye havuç, yaban havucu, bir yemek kaşığı su ve soğanı koyun.

2. Sebze karışımını ara sıra karıştırarak 5 dakika pişirin.

3. Ardından içine mercimekleri ve baharatları ilave edin. İyi birleştirin.

4. Ardından tencereye su dökün ve karışımı kaynatın.

5. Şimdi, ısıyı en aza indirin ve 20 dakika kaynamaya bırakın.

dakika.

6. Isıyı kapatın ve ocaktan alın. Üzerine karalahanayı, limon suyunu, maydanozu ve tuzu ekleyin.

7. Ardından, her şey bir araya gelene kadar iyice karıştırın.

8. Üzerine badem serpip sıcak olarak servis yapın.

Beslenme Bilgisi:Kaloriler: 242KcalProteinler: 10gKarbonhidratlar: 46gYağ: 4g

Lezzetli Ton Balıklı Salata Porsiyonu: 2

Pişirme Süresi: 15 Dakika

İçindekiler:

Suda paketlenmiş 2 kutu ton balığı (her biri 5 oz), süzülmüş ¼ fincan mayonez

2 yemek kaşığı taze fesleğen, doğranmış

1 yemek kaşığı limon suyu, taze sıkılmış

2 yemek kaşığı ateşte közlenmiş kırmızı biber, doğranmış ¼ fincan kalamata veya karışık zeytin, doğranmış

2 büyük asma olgunlaşmış domates

1 yemek kaşığı kapari

2 yemek kaşığı kırmızı soğan, kıyılmış

Biber ve tuz tadı

Talimatlar:

1. Tüm malzemeleri (domates hariç) büyük boy bir karıştırma kabına ekleyin; malzemeleri iyice birleşene kadar iyice karıştırın.

Domatesleri altıya bölün ve yavaşça kaldırarak açın. Ortasına hazırlanan ton balıklı salata karışımını alın; hemen servis yapın ve tadını çıkarın.

Beslenme Bilgisi:kcal 405 Yağ: 24 g Lif: 3,2 g Protein: 37 g

Yumurtalı Aioli Porsiyon: 12

Pişirme Süresi: 0 Dakika

İçindekiler:

2 yumurta sarısı

1 sarımsak, rendelenmiş

2 yemek kaşığı. Su

½ su bardağı sızma zeytinyağı

¼ fincan limon suyu, taze sıkılmış, çekirdekleri alınmış ¼ çay kaşığı. Deniz tuzu

Bir tutam acı biber tozu

Tatmak için bir tutam beyaz biber

Talimatlar:

1. Sarımsak, yumurta sarısı, tuz ve suyu karıştırıcıya dökün; pürüzsüz olana kadar işlem yapın. Pansuman emülsifiye olana kadar yavaş bir akışta zeytinyağı koyun.

2. Kalan malzemeleri ekleyin. Damak zevki; gerekirse baharatı ayarlayın.

Hava geçirmez bir kaba dökün; gerektiği gibi kullanın.

Beslenme Bilgisi:Kalori 100 Karbonhidrat: 1g Yağ: 11g Protein: 0g

Otlu Mantar Soslu Spagetti Makarna

Malzemeler:

Bir paket buğday ince spagetti'nin büyük bir kısmı etrafında 200 gram/6.3 oz *

140 gram temizlenmiş doğranmış mantar 12-15 adet*

¼ fincan krema

3 su bardağı süt

2 yemek kaşığı yemeklik zeytinyağına ek olarak 2 çay kaşığı daha fazla sıvı yağ veya sıvılaştırılmış margarine ilave etmek için orta yolu 1,5 yemek kaşığı un

½ su bardağı doğranmış soğan

¼ ila ½ fincan gevrek öğütülmüş parmesan çedarı

Birkaç parça kara biber

tatmak için tuz

2 çay kaşığı kuru veya yeni kekik *

Bir demet şifon yeni fesleğen yaprağı

Talimatlar:

1. Makarnayı pakette belirtildiği gibi biraz sert pişirin.

2. Makarna haşlanırken sosu hazırlamaya başlamalıyız.

3. 3 bardak sütü mikrodalgada 3 dakika veya ocakta güveç olana kadar ısıtın.

4. Aynı zamanda 2 yemek kaşığı sıvı yağı yapışmaz bir kapta orta ateşte kızdırın ve doğranmış mantarları pişirin. 2 civarında pişirin

dakika.

5. Başlangıçtan itibaren mantarlar biraz su tahliye edecek, daha sonra uzun vadede buharlaşacak ve her biri taze hale gelecektir.

6. Şimdi ateşi orta dereceye düşürün ve soğanları ekleyin ve 1 dakika pişirin.

7. Şimdi 2 çay kaşığı yumuşatılmış yayma ekleyin ve biraz un serpin.

8. 20 saniye karıştırın.

9. Pürüzsüz bir sos oluşturmak için sürekli karıştırarak ılık sütü ekleyin.

10. Sos koyulaşınca yani yahni olunca ateşi kapatın.

11. Şu anda ¼ fincan öğütülmüş parmesan çedarı ekleyin. Pürüzsüz olana kadar karıştırın. 30 saniye.

12. Tuz, karabiber ve kekik ekleyin.

13. Bir deneme yapın. Gerekirse aromayı değiştirin.

14. Arada makarna hala biraz sert köpürmelidir.

15. Bir kevgir içinde ılık suyu süzün. Musluğu açık tutun ve pişirmeyi durdurmak için soğuk su dökün, tüm suyu kanalize edin ve sosu dökün.

16. Derhal yemeyecekseniz makarnayı sosa karıştırmayın. Makarnayı ayrı tutun, yağla kaplayın ve sabitleyin.

17. Biraz daha parmesan peyniri serperek sıcak servis yapın.

Takdir etmek!

Kahverengi Pirinç ve Yeşil Soğanlı Shitake Miso Çorbası

Porsiyon: 4

Pişirme Süresi: 45 Dakika

İçindekiler:

2 yemek kaşığı susam yağı

1 su bardağı ince dilimlenmiş şitaki mantarı kapakları

1 diş sarımsak, kıyılmış

1 (1½ inç) parça taze zencefil, soyulmuş ve dilimlenmiş 1 su bardağı orta taneli kahverengi pirinç

½ çay kaşığı tuz

1 yemek kaşığı beyaz miso

2 taze soğan, ince dilimlenmiş

2 yemek kaşığı ince doğranmış taze kişniş<u>Talimatlar:</u>

1. Yağı büyük bir tencerede orta-yüksek ateşte ısıtın.

2. Mantarları, sarımsağı ve zencefili ekleyin ve mantarlar yumuşamaya başlayana kadar yaklaşık 5 dakika soteleyin.

3. Pirinci koyun ve yağla eşit şekilde kaplayacak şekilde karıştırın. 2 su bardağı su ve tuzu ekleyip kaynatın.

4. 30 ila 40 dakika içinde kaynatın. Misoyu yumuşatmak için çorba suyundan biraz kullanın, sonra iyice karışana kadar tencereye karıştırın.

5. Taze soğan ve kişniş ile karıştırın ve servis yapın.

Beslenme Bilgisi:Kalori 265 Toplam Yağ: 8g Toplam Karbonhidrat: 43g Şeker: 2g Lif: 3g Protein: 5g Sodyum: 456mg

Sarımsaklı Maydanoz Soslu Mangalda Okyanus Alabalığı

Porsiyon: 8

Pişirme Süresi: 25 Dakika

İçindekiler:

3 ½ pound alabalık filetosu, tercihen okyanus alabalığı, kemikli, derisi alınmış

4 diş sarımsak, ince dilimlenmiş

2 yemek kaşığı kapari, iri kıyılmış

½ su bardağı düz yapraklı maydanoz yaprağı, taze

1 kırmızı biber, tercihen uzun; ince dilimlenmiş 2 yemek kaşığı limon suyu, taze sıkılmış ½ su bardağı zeytinyağı

Servis için limon dilimleri

Talimatlar:

1. Alabalıkları yaklaşık 2 yemek kaşığı sıvı yağ ile fırçalayın; her tarafının güzelce kaplandığından emin olun. Barbekünüzü yüksek ısıda, tercihen davlumbazla önceden ısıtın. Isıyı orta seviyeye düşürün; kaplanmış alabalığı, tercihen derili tarafı olmak üzere barbekü tabağına yerleştirin. Kısmen

pişene kadar pişirin ve birkaç dakika altın rengine dönün. Alabalığı dikkatlice çevirin; kapak kapalıyken 12 ila 15 dakika arası pişene kadar pişirin. Filetoyu büyük boy bir servis tabağına aktarın.

2. Bu arada kalan yağı ısıtın; küçük boy bir tencerede kısık ateşte ısıtıncaya kadar sarımsak; sarımsak rengini değiştirmeye başlar. Çıkarın, ardından kapari, limon suyu ve biberi ilave edin.

Alabalığı hazırlanan sosla gezdirin ve ardından taze maydanoz yaprakları serpin. Taze limon dilimleri ile hemen servis yapın, afiyet olsun.

Beslenme Bilgisi:kcal 170 Yağ: 30 g Lif: 2 g Protein: 37 g

Körili Karnabahar ve Nohut Sarması

Malzemeler:

1 Zencefil Taze

2 diş sarımsak

1 nohut olabilir

1 Kırmızı Soğan

8 ons Karnabahar Çiçekleri

1 çay kaşığı Garam Masala

2 yemek kaşığı Ararot Nişastası

1 Limon

1 paket Kişniş Taze

1/4 su bardağı Vegan Yoğurt

4 sarar

3 yemek kaşığı Rendelenmiş Hindistan Cevizi

4 ons Bebek Ispanak

1 yemek kaşığı Bitkisel Yağ

1 çay kaşığı tuz ve karabiber tadı

Talimatlar:

1. Ocağı 400 °F'ye (205°C) önceden ısıtın. 1 tatlı kaşığı zencefili soyun ve rendeleyin. Sarımsağı rendeleyin. Nohutları kanalize edip yıkayın. Kırmızı soğanı soyun ve ince doğrayın. Limonu bölün.

2. Bir ısıtma tabakasını 1 yemek kaşığı bitkisel yağ ile kaplayın. Muazzam bir kapta kıyılmış zencefil, sarımsak, limonun büyük bir bölümünün suyu, nohut, doğranmış kırmızı soğan, karnabahar çiçeği, garam masala, ararot nişastası ve 1/2 çay kaşığı tuzu birleştirin. Karnabahar narin olana ve yer yer sotelenene kadar, yaklaşık 20 ila 25 dakika arasında etlik piliçte hazırlama kağıdına ve yemeğine geçin.

3. Kişniş yapraklarını ve narin saplarını kesin. Küçük bir kapta kişniş, yoğurt, 1 yemek kaşığı limon suyu ve bir miktar tuz ve karabiberi karıştırın.

4. Muhafazaları folyo ile işaretleyin ve yaklaşık 3 ila 4 dakika ısınmak için ocağa koyun.

5. Orta sıcaklıkta biraz yapışmaz tavaya koyun ve tahrip olmuş hindistan cevizini ekleyin. Tost, yemeği iyice pişene kadar yaklaşık 2 ila 3 dakika arasında sallayın.

6. Bebek ıspanakları ve pişmiş sebzeleri sıcak sargıların arasına ayırın. Karnabahar nohut sarmalarını muazzam tabaklara koyun ve kişniş sosu serpin. Kızarmış hindistan cevizi serpin.

Karabuğday Erişte Çorbası Porsiyon: 4

Pişirme Süresi: 25 Dakika

İçindekiler:

2 bardak Bok Choy, doğranmış

3 yemek kaşığı. tamari

3 demet karabuğday eriştesi

2 su bardağı Edamame Fasulyesi

7 oz. Shiitake Mantarları, doğranmış

4 su bardağı Su

1 çay kaşığı. Rendelenmiş zencefil

Bir tutam tuz

1 Diş Sarımsak, rendelenmiş

Talimatlar:

1. Önce orta boy bir tencereye su, zencefil, soya sosu ve sarımsağı orta ateşte koyun.

2. Zencefil-soya sosu karışımını kaynatın ve ardından edamame ve shiitake ile karıştırın.

3. 7 dakika daha veya yumuşayana kadar pişirmeye devam edin.

4. Ardından soba noodle'larını pakette verilen talimatları izleyerek pişene kadar pişirin. İyice yıkayıp süzün.

5. Şimdi, Çin lahanasını shiitake karışımına ekleyin ve bir dakika daha veya Çin lahanası soluncaya kadar pişirin.

6. Son olarak soba eriştelerini servis kaselerine paylaştırın ve üzerine mantarlı karışımı dökün.

Beslenme Bilgisi:Kaloriler: 234KcalProteinler: 14,2gKarbonhidratlar: 35,1gYağ: 4g

Kolay Somon Salatası Porsiyonu: 1

Pişirme Süresi: 0 Dakika

İçindekiler:

1 su bardağı organik roka

1 kutu vahşi yakalanmış somon

½ avokado, dilimlenmiş

1 yemek kaşığı zeytinyağı

1 çay kaşığı Dijon hardalı

1 çay kaşığı deniz tuzu

Talimatlar:

1. Sosu hazırlamak için zeytinyağı, Dijon hardalı ve deniz tuzunu bir karıştırma kabında çırparak başlayın. Kenara koyun.

2. Salatayı taban olarak roka ile birleştirin ve somon ve dilimlenmiş avokado ile üstüne koyun.

3. Pansumanla gezdirin.

<u>Beslenme Bilgisi:</u>Toplam Karbonhidrat 7g Diyet Lifi: 5g Protein: 48g Toplam Yağ: 37g Kalori: 553

Sebze Çorbası Porsiyonu: 4

Pişirme Süresi: 40 Dakika

İçindekiler:

1 yemek kaşığı. Hindistancevizi yağı

2 su bardağı lahana, doğranmış

2 kereviz sapı, doğranmış

½ / 15 oz. Beyaz Fasulye konservesi, süzülmüş ve durulanmış 1 Soğan, iri ve doğranmış

¼ çay kaşığı. Karabiber

1 Havuç, orta ve doğranmış

2 su bardağı karnabahar, çiçeklerine ayrılmış

1 çay kaşığı. Zerdeçal, öğütülmüş

1 çay kaşığı. Deniz tuzu

3 diş sarımsak, kıyılmış

6 su bardağı sebze suyu

Talimatlar:

1. Başlamak için, orta-düşük ısıda büyük bir tencerede yağı ısıtın.

2. Soğanı tencereye ilave edin ve 5 dakika veya yumuşayana kadar soteleyin.

3. Havuç ve kerevizi tencereye koyun ve sebzeler yumuşayana kadar 4 dakika daha pişirmeye devam edin.

4. Şimdi zerdeçal, sarımsak ve zencefili karışıma ekleyin. İyice karıştırın.

5. Sebze karışımını 1 dakika veya kokusu çıkana kadar pişirin.

6. Ardından sebze suyunu tuz ve karabiberle birlikte dökün ve karışımı kaynatın.

7. Kaynamaya başlayınca karnabaharı ekleyin. Isıyı azaltın ve sebze karışımını 13 ila 15 dakika veya karnabahar yumuşayana kadar pişirin.

8. Son olarak fasulyeleri ve karalahanayı ekleyin. 2 dakika içinde pişirin.

9. Sıcak servis yapın.

Beslenme Bilgisi:Kalori 192Kcal Proteinler:12.6g Karbonhidratlar: 24.6g Yağ: 6.4g

Limonlu Sarımsaklı Karides Porsiyon: 4

Pişirme Süresi: 15 Dakika

İçindekiler:

1 ve ¼ pound karides, haşlanmış veya buğulanmış

3 yemek kaşığı sarımsak, kıyılmış

¼ fincan limon suyu

2 yemek kaşığı zeytinyağı

¼ fincan maydanoz

Talimatlar:

1. Küçük bir tava alın ve orta ateşte koyun, sarımsak ve yağı ekleyin ve karıştırarak 1 dakika pişirin.

2. Maydanoz, limon suyu ekleyin ve uygun şekilde tuz ve karabiber ile tatlandırın.

3. Karidesleri büyük bir kaseye ekleyin ve tavadaki karışımı karideslerin üzerine aktarın.

4. Soğutun ve servis yapın.

<u>Beslenme Bilgisi:</u>Kaloriler: 130Yağ: 3gKarbonhidratlar: 2gProtein: 22g

Blt Spring Rolls Malzemeler:

yeni marul, yırtık parçalar veya kesik

avokado kesimleri, isteğe bağlı

SUSAM-SOYA DALDIRMA SOS

1/4 su bardağı Soya Sosu

1/4 su bardağı soğuk su

1 yemek kaşığı Mayonez (isteğe bağlı, bu dalma kadifemsi yapar)

1 çay kaşığı yeni limon suyu

1 çay kaşığı Susam Yağı

1 çay kaşığı sriracha sosu veya herhangi bir acı sos (isteğe bağlı)Talimatlar:

1. orta boy domates (çekirdekleri çıkarılmış ve 1/4" kalınlığında kesilmiş) 2. adet domuz pastırması, pişmiş

3. yeni fesleğen, nane veya farklı otlar

4. pirinç kağıdı

Mavi Peynirli Brisket Porsiyon: 6

Pişirme Süresi: 8 Saat 10 dakika

İçindekiler:

1 su bardağı su

1/2 yemek kaşığı sarımsak ezmesi

1/4 su bardağı soya sosu

1 ½ lb. konserve sığır eti döş

1/3 çay kaşığı öğütülmüş kişniş

1/4 çay kaşığı karanfil, öğütülmüş

1 yemek kaşığı zeytinyağı

1 arpacık, doğranmış

2 oz. mavi peynir, ufalanmış

Pişirme spreyi

Talimatlar:

1. Bir tavayı orta ateşe koyun ve kızdırmak için yağ ekleyin.

2. Arpacıkları atın ve karıştırın ve 5 dakika pişirin.

3. Sarımsak ezmesini karıştırın ve 1 dakika pişirin.

4. Pişirme spreyi ile yağlanmış yavaş pişiriciye aktarın.

5. Brisketi aynı tavaya koyun ve her iki tarafı altın sarısı olana kadar kızartın.

6. Sığır eti peynir hariç diğer malzemelerle birlikte yavaş pişiriciye aktarın.

7. Kapağını kapatıp 8 saat pişirin. düşük ısıda.

8. Peynirle süsleyin ve servis yapın.

Beslenme Bilgisi:Kalori 397, Protein 23.5g, Yağ 31.4g, Karbonhidrat 3.9g, Lif 0g

Miso Soslu Soğuk Soba Malzemeler:

6 ons karabuğday Soba eriştesi

1/2 su bardağı yok edilmiş havuç

1 su bardağı katılaştırılmış kabuklu edamame, buzu çözülmüş 2 İran salatalığı, kesilmiş

1 su bardağı doğranmış kişniş

1/4 su bardağı susam

2 yemek kaşığı koyu susam

Beyaz Miso Sosu (2 bardak yapar)

2/3 su bardağı beyaz miso tutkalı

2 orta boy limonun suyu

4 yemek kaşığı pirinç sirkesi

4 yemek kaşığı ilave sızma zeytinyağı

4 yemek kaşığı sıkılmış portakal

2 yemek kaşığı yeni öğütülmüş zencefil

2 yemek kaşığı akçaağaç şurubu

Talimatlar:

1. Soba eriştelerini paketteki yönergelere göre pişirin (fazla pişirmemeye dikkat edin, aksi takdirde yapışkanlaşıp bir arada kalırlar). İyice kanalize edin ve devasa bir kaseye geçin 2. Tahrip edilmiş havuç, edamame, salatalık, kişniş ve susam tohumlarını ekleyin.

3. Pansumanı hazırlamak için tüm sabitleme parçalarını bir karıştırıcıda birleştirin. Pürüzsüz olana kadar karıştırın

4. İstediğiniz ölçüde sostan makarnaların üzerine dökün (biz bir buçuk su bardağı kadar kullandık)

Fırında Buffalo Karnabahar Parçaları Porsiyon: 2

Pişirme Süresi: 35 Dakika

İçindekiler:

¼ bardak su

¼ fincan muz unu

Bir tutam tuz ve karabiber

1 adet orta boy karnabahar, lokma büyüklüğünde doğranmış ½ fincan acı sos

2- yemek kaşığı tereyağı, eritilmiş

Mavi peynir veya ahır sosu (isteğe bağlı)

Talimatlar:

1. Fırınınızı 425 °F'ye ısıtın. Bu arada, bir fırın tepsisini folyo ile hizalayın.

2. Büyük bir karıştırma kabında su, un ve bir tutam tuz ve karabiberi birleştirin.

3. İyice birleştirilene kadar iyice karıştırın.

4. Karnabaharı ekleyin; iyice kaplamak için atın.

5. Karışımı fırın tepsisine aktarın. Bir kez çevirerek 15 dakika pişirin.

6. Pişirirken, acı sos ve tereyağını küçük bir kapta birleştirin.

7. Pişen karnabaharın üzerine sosu dökün.

8. Pişmiş karnabaharı tekrar fırına verin ve 20 dakika daha pişirin.

dakika.

9. İstenirse hemen yanında ahır sosuyla servis yapın.

Beslenme Bilgisi:Kalori: 168Kal Yağ: 5,6gProtein: 8,4gKarbonhidrat: 23,8gFiber: 2,8g

Fesleğenli Domatesli Sarımsaklı Tavuk Fırında

Porsiyon: 4

Pişirme Süresi: 30 Dakika

İçindekiler:

½ orta boy sarı soğan

2 yemek kaşığı Zeytinyağı

3 Diş Kıyılmış Sarımsak

1 Fincan Fesleğen (gevşek kesilmiş)

1. kilo kemiksiz tavuk göğsü

14.5 ons İtalyan doğranmış domates

Tuz biber

4 Orta boy kabak (erişte haline getirilmiş) 1 yemek kaşığı ezilmiş kırmızı biber

2 yemek kaşığı Zeytinyağı

Talimatlar:

1. Hızlı pişirmek için tavuk parçalarını bir tava ile dövün. Tavuk parçalarının üzerine tuz, karabiber ve yağ serpin ve tavuğun her iki tarafını da eşit şekilde marine edin.

2. Tavuk parçalarını geniş bir tavada her iki tarafını da 2-3 dakika kızartın.

3. Aynı tavada soğanı pembeleşinceye kadar soteleyin. İçine domates, fesleğen yaprağı ve sarımsağı ekleyin.

4. 3 dakika kaynatın ve tüm baharatları ve tavukları tavaya ekleyin.

5. Soslu zoodles ile birlikte tabağa servis yapın.

Beslenme Bilgisi:Kalori 44 Karbonhidrat: 7g Yağ: 0g Protein: 2g

Kremalı Zerdeçallı Karnabahar Çorbası

Porsiyon: 4

Pişirme Süresi: 15 Dakika

İçindekiler:

2 yemek kaşığı sızma zeytinyağı

1 pırasa, sadece beyaz kısmı, ince dilimlenmiş

3 su bardağı karnabahar çiçeği

1 diş sarımsak, soyulmuş

1 (1¼ inç) parça taze zencefil, soyulmuş ve dilimlenmiş 1½ çay kaşığı zerdeçal

½ çay kaşığı tuz

¼ çay kaşığı taze çekilmiş karabiber

¼ çay kaşığı öğütülmüş kimyon

3 su bardağı sebze suyu

1 su bardağı tam Yağlı: hindistan cevizi sütü

¼ fincan ince doğranmış taze kişniş

Talimatlar:

1. Yağı büyük bir tencerede yüksek ateşte ısıtın.

2. Pırasayı 3-4 dakika içinde soteleyin.

3. Karnabahar, sarımsak, zencefil, zerdeçal, tuz, karabiber ve kimyonu koyup 1-2 dakika soteleyin.

4. Et suyunu koyun ve kaynatın.

5. 5 dakika içinde kaynatın.

6. Çorbayı blender ile pürüzsüz hale gelene kadar püre haline getirin.

7. Hindistan cevizi sütü ve kişnişi karıştırın, ısıtın ve servis yapın.

Beslenme Bilgisi:Kaloriler 264 Toplam Yağ: 23g Toplam Karbonhidratlar: 12g Şeker: 5g Lif: 4g Protein: 7g Sodyum: 900mg

Mantar, Lahana ve Tatlı Patates Esmer Pirinç

Porsiyon: 4

Pişirme Süresi: 50 Dakika

İçindekiler:

¼ su bardağı sızma zeytinyağı

4 su bardağı iri kıyılmış lahana yaprağı

2 adet pırasa, sadece beyaz kısımları, ince dilimlenmiş

1 su bardağı dilimlenmiş mantar

2 diş sarımsak, kıyılmış

2 su bardağı soyulmuş tatlı patates ½-inç küpler halinde kesilmiş 1 su bardağı kahverengi pirinç

2 su bardağı sebze suyu

1 çay kaşığı tuz

¼ çay kaşığı taze çekilmiş karabiber

¼ su bardağı taze sıkılmış limon suyu

2 yemek kaşığı ince kıyılmış taze düz yapraklı maydanozTalimatlar:

1. Yağı yüksek ateşte ısıtın.

2. Lahanayı, pırasaları, mantarları ve sarımsağı ekleyin ve yumuşayana kadar yaklaşık 5 dakika soteleyin.

3. Tatlı patatesleri ve pirinci ekleyin ve yaklaşık 3 dakika soteleyin.

4. Et suyu, tuz ve karabiberi ekleyip kaynatın. 30 ila 40 arasında kaynatın

dakika.

5. Limon suyu ve maydanozu ekleyip servis yapın.

Beslenme Bilgisi:Kalori 425 Yağ: 15g Toplam Karbonhidrat: 65g Şeker: 6g Lif: 6g Protein: 11g Sodyum: 1045mg

Pekan Biberiye Tepesi ile Fırında Tilapia Tarifi

Porsiyon: 4

Pişirme Süresi: 20 Dakika

İçindekiler:

4 tilapia filetosu (her biri 4 ons)

½ çay kaşığı esmer şeker veya hindistancevizi şekeri 2 çay kaşığı taze biberiye, doğranmış

1/3 su bardağı çiğ ceviz, doğranmış

Bir tutam acı biber

1 ½ çay kaşığı zeytinyağı

1 büyük yumurta beyazı

1/8 çay kaşığı tuz

1/3 su bardağı panko galeta unu, tercihen tam buğdayTalimatlar:

1. Fırınınızı 350 F'ye ısıtın.

2. Cevizleri ekmek kırıntıları, hindistancevizi hurma şekeri, biberiye, kırmızı biber ve tuz ile küçük boyutlu bir fırın tepsisinde karıştırın. Zeytinyağını ekleyin; atmak.

3. Karışım açık altın kahverengiye dönene kadar 7-8 dakika içinde pişirin.

4. Isıyı 400 F'ye ayarlayın ve büyük boy bir cam pişirme kabını biraz pişirme spreyi ile kaplayın.

5. Yumurta beyazını sığ tabakta çırpın. Gruplar halinde çalışın; Balığı (bir seferde bir tilapia) yumurta beyazına batırın ve ardından cevizli karışıma hafifçe kaplayın. Kaplanmış filetoları fırın tepsisine koyun.

6. Artan cevizli karışımı tilapia filetolarının üzerine bastırın.

7. 8 ila 10 dakika içinde pişirin. Hemen servis yapın ve tadını çıkarın.

<u>Beslenme Bilgisi:</u>kcal 222 Yağ: 10 g Lif: 2 g Protein: 27 g

Siyah Fasulyeli Tortilla Sarma Porsiyon: 2

Pişirme Süresi: 0 Dakika

İçindekiler:

¼ su bardağı mısır

1 avuç taze fesleğen

½ su bardağı roka

1 yemek kaşığı besin mayası

¼ fincan konserve siyah fasulye

1 şeftali, dilimlenmiş

1 çay kaşığı limon suyu

2 glutensiz tortilla

Talimatlar:

1. Fasulye, mısır, roka ve şeftalileri iki ekmeğin arasına bölün.

2. Her tortillayı taze fesleğenin yarısı ve limon suyuyla doldurunBeslenme Bilgisi:Toplam Karbonhidrat 44g Diyet Lif: 7g Protein: 8g Toplam Yağ: 1g Kalori: 203

Kışlık Yeşil Sebzeli Beyaz Fasulyeli Tavuk

Porsiyon: 8

Pişirme Süresi: 45 Dakika

İçindekiler:

4 diş sarımsak

1 yemek kaşığı Zeytinyağı

3 orta boy yaban havucu

1 kg Küçük küp tavuk

1 Çay kaşığı kimyon tozu

2 Sızıntı ve 1 Yeşil kısım

2 havuç (küp şeklinde doğranmış)

1 ¼ beyaz barbunya (geceden ıslatılmış)

½ Çay kaşığı kurutulmuş kekik

2 Çay kaşığı Koşer tuzu

Kişniş yaprakları

1 1/2 yemek kaşığı öğütülmüş ancho chilies

Talimatlar:

1. Sarımsak, pırasa, tavuk ve zeytinyağını büyük bir tencerede orta ateşte 5 dakika pişirin.

2. Şimdi havuç ve yaban havucu ekleyin ve 2 dakika karıştırdıktan sonra tüm baharat malzemelerini ekleyin.

3. Kokusu gelene kadar karıştırın.

4. Şimdi tencereye fasulyeyi ve 5 su bardağı suyu ekleyin.

5. Kaynamaya bırakın ve alevi azaltın.

6. Yaklaşık 30 dakika kaynamaya bırakın ve maydanoz ve kişniş yapraklarıyla süsleyin.

Beslenme Bilgisi:Kalori 263 Karbonhidrat: 24g Yağ: 7g Protein: 26g

Otlu Fırında Somon Porsiyonu: 2

Pişirme Süresi: 15 Dakika

İçindekiler:

10 oz. Somon fileto

1 çay kaşığı. Zeytin yağı

1 çay kaşığı. Bal

1 çay kaşığı. Tarhun, taze

1/8 çay kaşığı. Tuz

2 çay kaşığı. Dijon hardalı

¼ çay kaşığı. kekik, kurutulmuş

¼ çay kaşığı. Kekik, kurutulmuş

Talimatlar:

1. Fırını önceden 425 ° F'ye ısıtın.

2. Ardından somon hariç tüm malzemeleri orta boy bir kapta birleştirin.

3. Şimdi bu karışımı somonun üzerine eşit şekilde dökün.

4. Ardından, parşömen kağıdı serili fırın tepsisine somonu derisi alta gelecek şekilde yerleştirin.

5. Son olarak, 8 dakika veya balıklar pul pul dökülünceye kadar pişirin.

Beslenme Bilgisi:Kaloriler: 239KcalProteinler: 31gKarbonhidratlar: 3gYağ: 11g

Yunan Yoğurtlu Tavuk Salatası

İçindekiler:

doğranmış tavuk

Yeşil Elma

kırmızı soğan

Kereviz

Kurutulmuş kızılcık

Talimatlar:

1. Karışık yeşilliklerle servis edilen Yunan yoğurtlu tavuk, öğle yemeği için olağanüstü bir akşam yemeği hazırlığı düşüncesidir. Onu zanaatkar bir itiş kakışa koyabilir ve sadece onu yiyebilirsiniz ya da daha fazla sebze, cips ve benzeri ile süper hazırlık bölmesine koyabilirsiniz. İşte bazı servis önerileri.

2. Biraz kızarmış ekmek

3. Marullu bir tortillada

4. Cips veya tuzlu su ile

5. Biraz ice burg marul (düşük karbonhidrat seçeneği!)

Dövülmüş Nohut Salatası

İçindekiler:

1 avokado

1/2 gevrek limon

1 kutu nohut tükenmiş (19 oz)

1/4 su bardağı doğranmış kırmızı soğan

2 su bardağı doğranmış domates

2 su bardağı doğranmış salatalık

1/2 su bardağı kıtır maydanoz

3/4 su bardağı doğranmış yeşil acı biber

Pansuman

1/4 su bardağı zeytinyağı

2 yemek kaşığı kırmızı şarap sirkesi

1/2 çay kaşığı kimyon

tuz ve biber

Talimatlar:

1. Avokadoyu 3 boyutlu kareler halinde kesin ve kaseye yerleştirin. 1/2 limonun suyunu avokadonun üzerine bastırın ve konsolide etmek için nazikçe karıştırın.

2. Karışık yeşillik malzemelerinin kalan porsiyonunu ekleyin ve birleştirmek için hafifçe fırlatın.

3. Servis yapmadan bir saat önce herhangi bir oranda soğutun.

Valencia Salata Porsiyonu: 10

Pişirme Süresi: 0 Dakika

İçindekiler:

1 çay kaşığı. Kalamata zeytinleri yağda, çekirdekleri çıkarılmış, hafifçe süzülmüş, yarıya bölünmüş, jülyen doğranmış

1 baş, küçük Roma marul, durulanmış, eğrilerek kurutulmuş, lokma büyüklüğünde dilimlenmiş

½ parça, küçük arpacık, jülyen doğranmış

1 çay kaşığı. Dijon hardalı

½ küçük satsuma veya mandalina, sadece posa

1 çay kaşığı. beyaz şarap sirkesi

1 çay kaşığı. sızma zeytinyağı

1 tutam taze kekik, kıyılmış

Bir tutam deniz tuzu

Tatmak için bir tutam karabiber

Talimatlar:

1. Sirke, yağ, taze kekik, tuz, hardal, karabiber ve varsa balı karıştırın. Pansuman biraz emülsifiye olana kadar iyice çırpın.

2. Kalan salata malzemelerini bir salata kasesinde karıştırın.

3. Servis yapacağınız zaman üzerine sosu gezdirin. Şekersiz ekşi mayalı ekmek veya tuzlu ise 1 dilim ile hemen servis yapın.

<u>Beslenme Bilgisi:</u>Kalori 238 Karbonhidrat: 23g Yağ: 15g Protein: 8g

"Yeşillerinizi Yiyin" Çorba Porsiyonu: 4

Pişirme Süresi: 20 Dakika

İçindekiler:

¼ su bardağı sızma zeytinyağı

2 adet pırasa, sadece beyaz kısımları, ince dilimlenmiş

1 rezene ampulü, kesilmiş ve ince dilimlenmiş

1 diş sarımsak, soyulmuş

1 demet İsviçre pazı, iri kıyılmış

4 su bardağı iri kıyılmış lahana

4 su bardağı iri doğranmış hardal yeşillikleri

3 su bardağı sebze suyu

2 yemek kaşığı elma sirkesi

1 çay kaşığı tuz

¼ çay kaşığı taze çekilmiş karabiber

¼ su bardağı kıyılmış kaju (isteğe bağlı)

Talimatlar:

1. Yağı büyük bir tencerede yüksek ateşte ısıtın.

2. Pırasa, rezene ve sarımsağı ekleyin ve yumuşayana kadar yaklaşık 5 dakika soteleyin.

3. Pazı, lahana ve hardal yeşilliklerini ekleyin ve yeşillikler soluncaya kadar 2 ila 3 dakika soteleyin.

4. Et suyunu koyun ve kaynatın.

5. 5 dakika içinde kaynatın.

6. Sirke, tuz, karabiber ve kajuları (kullanılıyorsa) karıştırın.

7. Çorbayı blender ile pürüzsüz olana kadar püre haline getirin ve servis yapın.

Beslenme Bilgisi:Kalori 238 Toplam Yağ: 14g Toplam Karbonhidrat: 22g Şeker: 4g Lif: 6g Protein: 9g Sodyum: 1294mg

Miso Somonu ve Yeşil Fasulye Porsiyon: 4

Pişirme Süresi: 25 Dakika

İçindekiler:

1 yemek kaşığı susam yağı

1 kilo yeşil fasulye, doğranmış

1 kiloluk derili somon filetosu, 4 bifteğe bölünmüş ¼ fincan beyaz miso

2 çay kaşığı glutensiz tamari veya soya sosu 2 taze soğan, ince dilimlenmiş

Talimatlar:

1. Fırını önceden 400°F'ye ısıtın. Fırın tepsisini yağ ile yağlayın.

2. Yeşil fasulyeleri, ardından somonu yeşil fasulyelerin üzerine koyun ve her parçayı miso ile fırçalayın.

3. 20 ila 25 dakika içinde kızartın.

4. Tamari serpin, yeşil soğan serpin ve servis yapın.

Beslenme Bilgisi:Kalori 213 Toplam Yağ: 7g Toplam Karbonhidrat: 13g Şeker: 3g Lif: 5g Protein: 27g Sodyum: 989mg

Pırasa, Tavuk ve Ispanak Çorbası Porsiyon: 4

Pişirme Süresi: 15 Dakika

İçindekiler:

3 yemek kaşığı tuzsuz tereyağı

2 adet pırasa, sadece beyaz kısımları, ince dilimlenmiş

4 su bardağı bebek ıspanak

4 su bardağı tavuk suyu

1 çay kaşığı tuz

¼ çay kaşığı taze çekilmiş karabiber

2 su bardağı kıyılmış et döner tavuk

1 yemek kaşığı ince dilimlenmiş taze kişniş

2 çay kaşığı rendelenmiş veya kıyılmış limon kabuğu rendesi

Talimatlar:

1. Tereyağını büyük bir tencerede yüksek ateşte eritin.

2. Pırasaları ekleyin ve yumuşayana ve kahverengileşmeye başlayana kadar soteleyin, 3

5 dakikaya kadar.

3. Ispanağı, suyu, tuzu ve karabiberi ekleyip kaynatın.

4. 1-2 dakika içinde kaynatın.

5. Tavuğu koyun ve 1-2 dakika içinde pişirin.

6. Frenk soğanı ve limon kabuğu rendesi serpip servis yapın.

<u>Beslenme Bilgisi:</u>Kaloriler 256 Toplam Yağ: 12g Toplam Karbonhidratlar: 9g Şeker: 3g Lif: 2g Protein: 27g Sodyum: 1483mg

Dark Choco Bombs Porsiyon: 24

Pişirme Süresi: 5 Dakika

İçindekiler:

1 su bardağı ağır krema

1 su bardağı krem peynir yumuşatılmış

1 çay kaşığı vanilya özü

1/2 su bardağı bitter çikolata

2 oz. stevya

Talimatlar:

1. Çikolatayı bir kapta mikrodalgada ısıtarak eritin.

2. Malzemelerin geri kalanını kabarık olana kadar bir karıştırıcıda çırpın, ardından eriyen çikolatayı ilave edin.

3. İyice karıştırdıktan sonra karışımı muffin kaplarıyla kaplı bir muffin tepsisine paylaştırın.

4. 3 saat buzdolabında bekletin.

5. Servis yapın.

Beslenme Bilgisi:Kalori 97 Yağ 5 gr, Karbonhidrat 1 gr, Protein 1 gr, Lif 0 gr

İtalyan Biber Dolması Porsiyon: 6

Pişirme Süresi: 40 Dakika

İçindekiler:

1 çay kaşığı sarımsak tozu

1/2 su bardağı mozzarella, rendelenmiş

1 lb. yağsız kıyma

1/2 su bardağı parmesan peyniri

3 dolmalık biber, boyuna ikiye bölünmüş, sapları, çekirdekleri ve kaburgaları ayıklanmış

1 (10 oz.) paket donmuş ıspanak

2 su bardağı marinara sosu

1/2 çay kaşığı tuz

1 çay kaşığı İtalyan baharatı

Talimatlar:

1. Folyo kaplı bir fırın tepsisini yapışmaz spreyle kaplayın. Biberleri fırın tepsisine yerleştirin.

2. Hindiyi yapışmaz bir tavaya ekleyin ve orta ateşte pembeleşene kadar pişirin.

3. Neredeyse piştiğinde, 2 bardak marinara sosu ve baharatları ekleyin—Yaklaşık 8-10 dakika pişirin.

4. 1/2 su bardağı parmesan peyniri ile birlikte ıspanağı ekleyin. İyice birleştirilene kadar karıştırın.

5. Her bir biberin içine yarım bardak et karışımı ekleyin ve peynirleri aralarına paylaştırın—Fırını önceden 450 F'ye ısıtın.

6. Biberleri yaklaşık 25-30 dakika pişirin. Soğutun ve servis yapın.

Beslenme Bilgisi:150 kalori 2 gr yağ 11 gr toplam karbonhidrat 20 gr protein

Marulla Sarılmış Alabalık Füme Porsiyon: 4

Pişirme Süresi: 45 Dakika

İçindekiler:

¼ Fincan tuzlu kavrulmuş patates

1 su bardağı üzüm domates

½ su bardağı fesleğen yaprağı

16 küçük ve orta boy marul yaprağı

1/3 su bardağı Asya tatlı biber

2 havuç

1/3 Bardak Arpacık (ince dilimlenmiş)

¼ Fincan ince dilim Jalapenos

1 yemek kaşığı şeker

2-4.5 Ons derisiz füme alabalık

2 yemek kaşığı taze limon suyu

1 salatalık

Talimatlar:

1. Havuçları ve salatalıkları ince şeritler halinde kesin.

2. Bu sebzeleri şeker, balık sosu, limon suyu, arpacık soğanı ve jalapeno ile 20 dakika marine edin.

3. Bu sebze karışımına alabalık parçaları ve diğer otları ekleyin ve karıştırın.

4. Sebze ve alabalık karışımındaki suyu süzün ve tekrar karıştırmak için atın.

5. Marul yapraklarını bir tabağa koyun ve üzerlerine alabalık salatasını aktarın.

6. Bu salatayı fıstık ve acı sos ile süsleyin.

Beslenme Bilgisi:Kalori 180 Karbonhidrat: 0g Yağ: 12g Protein: 18g

Acılı Yumurta Salatası Malzemeler:

12 büyük yumurta

1/4 su bardağı doğranmış yeşil soğan

1/2 su bardağı doğranmış kereviz

1/2 su bardağı doğranmış kırmızı acı biber

2 yemek kaşığı Dijon hardalı

1/3 su bardağı mayonez

1 yemek kaşığı meyve suyu, beyaz şarap veya şeri sirkesi 1/4 çay kaşığı Tabasco veya diğer acı sos (tadı hemen hemen) 1/2 çay kaşığı kırmızı biber (tadı hemen hemen) 1/2 çay kaşığı karabiber (tadı hemen hemen) 1/4 çay kaşığı tuz (tatmak için daha fazla)

Talimatlar:

1. Yumurtaları sert bir şekilde ısıtın: Soyunması zor olan sert köpüklü yumurtaları yapmanın en basit yöntemi, onları buharda pişirmektir.

1 inç su ile bir tava doldurun ve bir buharlı pişirici kile ekleyin. (Buharlı pişiriciniz yoksa, sorun değil.) 2. Suyu kaynama noktasına kadar ısıtın, yumurtaları buhar haznesine veya doğrudan tavaya hassas bir şekilde koyun. Tencereyi yayın. Saatinizi 15 dakikaya ayarlayın. Yumurtaları boşaltın ve soğuması için soğuk virüs suyuna koyun.

3. Yumurtaları ve sebzeleri hazırlayın: Yumurtaları kaba doğrayın ve büyük bir kaseye koyun. Yeşil soğan, kereviz ve kırmızı acı biberi ekleyin.

4. Karışık yeşilliklerden oluşan bir tabak hazırlayın: Küçük bir kapta mayonez, hardal, sirke ve Tabasco'yu birleştirin. Mayonez sosunu yumurta ve sebzelerle birlikte kaseye nazikçe karıştırın. Kırmızı biber ve tuz ve kara biberi ekleyin. Tatmak için baharatları değiştirin.

Yeşil Fasulyeli Susam-tamari Fırında Tavuk

Porsiyon: 4

Pişirme Süresi: 45 Dakika

İçindekiler:

1 kilo yeşil fasulye, doğranmış

4 kemikli, derisi alınmış tavuk göğsü

2 yemek kaşığı bal

1 yemek kaşığı susam yağı

1 yemek kaşığı glutensiz tamari veya soya sosu 1 su bardağı tavuk veya sebze suyu

Talimatlar:

1. Fırını önceden 400°F'ye ısıtın.

2. Yeşil fasulyeleri geniş kenarlı bir fırın tepsisine yerleştirin.

3. Tavuğu, derisi yukarı bakacak şekilde fasulyelerin üzerine koyun.

4. Üzerine bal, yağ ve tamari gezdirin. Et suyunu ekleyin.

5. 35 ila 40 dakika içinde kızartın. Çıkarın, 5 dakika dinlendirin ve servis yapın.

Beslenme Bilgisi:Kalori 378 Toplam Yağ: 10g Toplam Karbonhidrat: 19g Şeker: 10g Lif: 4g Protein: 54g Sodyum: 336mg

Zencefilli Tavuk Güveç Porsiyon: 6

Pişirme Süresi: 20 Dakika

İçindekiler:

¼ su bardağı tavuk budu filetosu, doğranmış

¼ fincan pişmiş yumurtalı erişte

1 olgunlaşmamış papaya, soyulmuş, doğranmış

1 su bardağı tavuk suyu, düşük sodyum, az yağlı

1 madalyon zencefil, soyulmuş, ezilmiş

çizgi soğan tozu

çizgi sarımsak tozu, istenirse daha fazlasını ekleyin

1 su bardağı su

1 çay kaşığı. balık sosu

çizgi beyaz biber

1 parça, küçük kuş gözü biber, kıyılmış

Talimatlar:

1. Tüm sabitlemeleri yüksek ısıya ayarlanmış büyük bir Hollanda fırınına koyun. Kaynama.

Isıyı en düşük ayara getirin. Kapağı takın.

2. Güveci 20 dakika veya papaya yumuşayana kadar pişirin.

Isıyı kapatın. Olduğu gibi veya ½ fincan pişmiş pirinçle tüketin. Sıcak servis yapın.

Beslenme Bilgisi:Kalori 273 Karbonhidrat: 15g Yağ: 9g Protein: 33g

Kremalı Garbano Salatası Malzemeler:

Karışık yeşillik tabağı

2 14 oz kavanoz Nohut

3/4 su bardağı Havuç küçük çalkalayıcılar

3/4 su bardağı Kereviz küçük çalkalayıcılar

3/4 fincan Dolmalık Biber Küçük çalkalayıcılar

1 Yeşil soğan hacklendi

1/4 su bardağı Kırmızı Soğan küçük çalkalayıcılar

1/2 Büyük Avokado

6 oz pürüzsüz tofu

1 yemek kaşığı elma sirkesi

1 yemek kaşığı Limon Suyu

1 yemek kaşığı Dijon Hardal

1 yemek kaşığı Tatlı Tat

1/4 çay kaşığı füme kırmızı biber

1/4 çay kaşığı kereviz tohumu

1/4 çay kaşığı Karabiber

1/4 çay kaşığı hardal tozu

tatmak için okyanus tuzu

Sandviç Fix'ns

Yetiştirilen Tam Tahıllı Ekmek

Roma Domatesini Kes

marul

Talimatlar:

1. Hazır olun ve havuç, kereviz, pul biber, kırmızı soğan ve yeşil soğanı doğrayın ve küçük bir karıştırma kabına koyun. Güvenli bir yere koyun.

2. Biraz daldırmalı blender veya besleyici kullanarak avokado, tofu, elma suyu sirkesi, limon suyu ve hardalı pürüzsüz olana kadar karıştırın.

3. Garbanzolarınızı süzün ve yıkayın ve orta boy bir karıştırma kabına koyun. Fasulyeleri bir patates ezici veya çatal yardımıyla çoğu ayrılana kadar ezin ve karışık yeşillikleri balık tabağına almaya başlayın. Her ne kadar bitmiş ve sağlam olsa da pürüzsüz olmasına ihtiyacınız yok. Fasulyeleri bir tutam tuz ve karabiberle tatlandırın.

4. Doğranmış sebzeleri, avokado-tofu kremasını ve aromaların geri kalanını ekleyin ve tadını çıkarın ve iyice karıştırın. Eğiliminizin belirttiği şekilde tadın ve değiştirin.

Zencefilli Kireç Fıstık Soslu Havuç Erişte

İçindekiler:

Havuçlu makarna için:

5 büyük havuç, soyulmuş ve jülyen doğranmış veya ince şeritler halinde spiral şeklinde 1/3 su bardağı (50 g) pişmiş kaju

2 yemek kaşığı yeni kişniş, ince doğranmış

Zencefil-fıstık sosu için:

2 yemek kaşığı zengin fındık ezmesi

4 yemek kaşığı sıradan hindistan cevizi sütü

Acı biberi sıkın

2 büyük diş sarımsak, ince doğranmış

1 yemek kaşığı yeni zencefil, soyulmuş ve öğütülmüş 1 yemek kaşığı limon suyu

Tuz, tatmak

Talimatlar:

1. Tüm sos malzemelerini küçük bir kapta birleştirin ve pürüzsüz ve zengin olana kadar birleştirin ve havuçları jülyen/spiralize ederken güvenli bir yere koyun.

2. Büyük bir servis kasesine havuçları ve sosu eşit şekilde kaplayana kadar nazikçe fırlatın. Üstüne kavrulmuş kaju (veya fıstık) ve yeni doğranmış kişniş ekleyin.

Tatlı Patates Ve Beyaz Fasulye ile Kavrulmuş Sebze

Porsiyon: 4

Pişirme Süresi: 25 Dakika

İçindekiler:

2 küçük tatlı patates, zar

½ kırmızı soğan, ¼ inç küpler halinde kesilmiş

1 orta boy havuç, soyulmuş ve ince dilimlenmiş

4 ons yeşil fasulye, kesilmiş

¼ su bardağı sızma zeytinyağı

1 çay kaşığı tuz

¼ çay kaşığı taze çekilmiş karabiber

1 (15½ ons) beyaz fasulye, süzülmüş ve durulanmış 1 yemek kaşığı kıyılmış veya rendelenmiş limon kabuğu rendesi

1 yemek kaşığı doğranmış taze dereotu

Talimatlar:

1. Fırını önceden 400°F'ye ısıtın.

2. Tatlı patatesleri, soğanı, havuçu, yeşil fasulyeyi, yağı, tuzu ve karabiberi geniş ağız kenarlı bir fırın tepsisine koyun ve iyice karıştırın. Tek bir katmanda düzenleyin.

3. Sebzeler yumuşayana kadar 20 ila 25 dakika kavurun.

4. Beyaz fasulye, limon kabuğu rendesi ve dereotu ekleyin, iyice karıştırın ve servis yapın.

Beslenme Bilgisi:Kalori 315 Toplam Yağ: 13g Toplam Karbonhidrat: 42g Şeker: 5g Lif: 13g Protein: 10g Sodyum: 632mg

Kale Salata Porsiyonu: 1

Pişirme Süresi: 0 Dakika

İçindekiler:

1 su bardağı taze lahana

½ su bardağı yaban mersini

½ su bardağı çekirdeksiz kiraz yarıya

¼ su bardağı kuru yaban mersini

1 yemek kaşığı susam

2 yemek kaşığı zeytinyağı

1 limonun suyu

Talimatlar:

1. Zeytinyağı ve limon suyunu birleştirin, ardından lahanayı sosun içine atın.

2. Lahana yapraklarını bir salata kasesine koyun ve üzerine taze yaban mersini, kiraz ve kızılcık ekleyin.

3. Susam tohumlarını serpin.

Beslenme Bilgisi:Toplam Karbonhidrat 48g Diyet Lifi: 7g Protein: 6g Toplam Yağ: 33g Kalori: 477

Hindistan Cevizi ve Fındık Soğutulmuş Bardak

Porsiyon: 1

Pişirme Süresi: 0 Dakika

İçindekiler:

½ fincan hindistan cevizi badem sütü

¼ su bardağı fındık, doğranmış

1 ve ½ su bardağı su

1 paket stevya

Talimatlar:

1. Listelenen Malzemeleri karıştırıcıya ekleyin

2. Pürüzsüz ve kremsi bir doku elde edene kadar karıştırın 3. Soğuk servis yapın ve tadını çıkarın!

Beslenme Bilgisi:Kaloriler: 457Yağ: 46gKarbonhidratlar: 12gProtein:7g

Serin Garbanzo ve Ispanak Fasulye Porsiyon: 4

Pişirme Süresi: 0 Dakika

İçindekiler:

1 yemek kaşığı zeytinyağı

½ soğan, doğranmış

10 ons ıspanak, doğranmış

12 ons garbanzo fasulyesi

½ çay kaşığı kimyon

Talimatlar:

1. Bir tava alın ve zeytinyağını ekleyin, orta-kısık ateşte ısınmaya bırakın 2. Soğanları, garbanzoyu ekleyin ve 5 dakika pişirin 3. Ispanak, kimyon, nohutu ekleyip karıştırın ve tuzlayın 4. Bir kaşık kullanarak ezin. nazikçe

5. Isıtılana kadar iyice pişirin, afiyet olsun!

Beslenme Bilgisi:Kaloriler: 90Yağ: 4gKarbonhidratlar: 11gProtein: 4g

Hindistan Cevizi Soslu Taro Yaprakları Porsiyon: 5

Pişirme Süresi: 20 Dakika

İçindekiler:

4 su bardağı kuru taro yaprağı

2 kutu hindistan cevizi kreması, bölünmüş

¼ fincan domuz eti, %90 yağsız

1 çay kaşığı. Karides ezmesi

1 kuş gözü biber, kıyılmış

Talimatlar:

1. 1 kutu hindistancevizi kreması hariç, tüm malzemeleri orta ayarda ayarlanmış bir güveç kabına koyun. Güvenli kapak. 3 ila 3½ saat boyunca rahatsız edilmeden pişirin.

2. Isıyı kapatmadan önce kalan hindistan cevizi kremasını dökün. Karıştırın ve servis yapın.

<u>Beslenme Bilgisi:</u>Kalori 264 Karbonhidrat: 8g Yağ: 24g Protein: 4g

Kavrulmuş Tofu ve Yeşiller Porsiyon: 4

Pişirme Süresi: 20 Dakika

İçindekiler:

3 su bardağı bebek ıspanak veya lahana

1 yemek kaşığı susam yağı

1 yemek kaşığı zencefil, kıyılmış

1 diş sarımsak, kıyılmış

1 kiloluk sert tofu, 1 inçlik zarlar halinde kesilmiş

1 yemek kaşığı glutensiz tamari veya soya sosu ¼ çay kaşığı kırmızı pul biber (isteğe bağlı)

1 çay kaşığı pirinç sirkesi

2 taze soğan, ince dilimlenmiş

Talimatlar:

1. Fırını önceden 400°F'ye ısıtın.

2. Geniş ağız kenarlı bir fırın tepsisine ıspanak, yağ, zencefil ve sarımsağı karıştırın.

3. Ispanak soluncaya kadar pişirin, 3 ila 5 dakika.

4. Tofu, tamari ve kırmızı pul biberi (kullanılıyorsa) ekleyin ve iyice karıştırın.

5. Tofu kahverengileşmeye başlayana kadar 10 ila 15 dakika pişirin.

6. Sirke ve yeşil soğan ile doldurun ve servis yapın.

Beslenme Bilgisi:Kalori 121 Toplam Yağ: 8g Toplam Karbonhidrat: 4g Şeker: 1g Lif: 2g Protein: 10g Sodyum: 258mg

CPSIA information can be obtained
at www.ICGtesting.com
Printed in the USA
LVHW020221010522
717630LV00014B/815

9 781804 506219